OHSAMA BUNKO

「心が凹《へこ》んだとき」に読む本

心屋仁之助

三笠書房

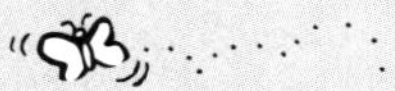

ゆっくり、少しずつ
で大丈夫。

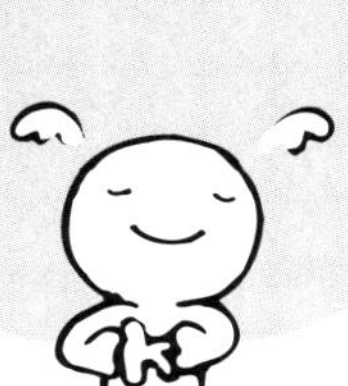

はじめに……折れない、くじけない、へこたれない――自分の心と未来が〝明るくなる〟習慣！

こんにちは、心理カウンセラーの心屋仁之助です。

僕は現在、京都や東京で心理カウンセリングやセミナーを行ない、毎日のように、悩みごとを抱えた方と対面しています。

これまでたくさんの人たちの心に向き合ってきた、いわば、〝心のお悩み〟を解決する専門家というわけです。

僕のカウンセリング・ルームには、誰かの放った一言や、小さな失敗、人づきあいのトラブルなどで傷つき、心にぽっかり穴があいたようにへこんでしまっている方も、たくさん訪れます。

この本を手にとってくれたあなたも、何かのきっかけで落ち込んでしまって、なかなかその〝へこみ〟から抜け出せずに、つらい思いをされているのかもしれません。そして、「どうしてこんなに、うまくいかないんだろう」なんて、つぶやいていないでしょうか。

しかし、**へこみやすい人は決して、他の人より心が弱いわけでも、何かが欠けているわけでもありません。**

人の気持ちを敏感にくみ取ることができて、いつもまわりに気をつかう。マジメで、責任感も強くて、何にでも一生懸命に取り組む。

だからこそ、心がへこみやすい。うまくいかないことがあると、キリキリしやすい。

そんな自分の心とは一生おつきあいをしていくのですから、できるだけへこまずに、気分よく楽しく、ごきげんに毎日を過ごしたいと思うのは当然のことでしょう。

でも、大丈夫。

本書でこれから述べていく、ほんのちょっとのコツを知るだけで、何かのアクシデントとぶつかっても、へこたれない心に育てることができます。

あるいは、そのときは一瞬、心がへこんでしまっても、**すぐに元どおりのまるい心へと回復できる**ようになります。

ゴムボールをイメージしてみてください。ちょっと空気が減ってくると、へこみますよね。へこんだところを外から上に引っ張り上げても、すぐにまたへこむし、引っ張り続けるのにも疲れてしまいます。

そう、心もゴムボールと同じなんです。へこんでしまった心に空気を入れるには、叩いたり引っ張ったりするのではなくて、内側からふくらませてみるといいんです。そのためには、優しくすること。なでなでしたり、さすったり、そっと寄り添ったり。

そうすることで、まず肩の力が抜けて、がんばりすぎずに心を内側からふくらませ、元気になることができます。

心が弾力を取り戻せたら、少々へこむようなことが起きても、もう大丈夫。何気ない日常からも、嬉しいこと、楽しいこと、幸せなことを見つけられるようになります。

そのための一番の近道は――あなたが、**あなた自身のことを「大切に」してあげること**です。

すると、自分のまわりの世界がガラリと変わり始めます。世界が優しくなる。「ほんとかな?」「そんなに簡単にできるかな?」と思うかもしれません。その気持ちもわかります。

だって、これを書いている僕自身、この仕事を始める前にサラリーマンをしていた頃は、しょっちゅう心がへこんだり、折れそうになったりしていたから。

そして実は、今でも時々へこみます。でも、心を内側から満たす方法、つまり自分を大事にする方法を知っているから、すぐにへこみから立ち直れるようになったのです。

だからこそ、あなたにもこの方法をお伝えしたい。そして自分をもっと大切にして、好きになって、こんなに人生は楽しいものだと気づいてほしい。

そんな思いで、この本を書きました。もしかしたら、あなたがすでに知っていることや、逆に常識はずれなことが書いてあるかもしれません。

でも、まずは「へえ、そうなんだ」って言いながら、読んでみてください。気がつけば、心というゴムボールに弾力が出てくるかもしれません。

それではさっそく、カウンセリングを始めていきましょう。

心屋《こころや》　仁之助《じんのすけ》

もくじ

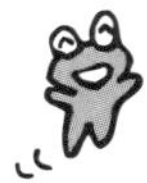

1章

「ほっ」と、前向きになれる
「心のへこみ」がまるくなるヒント

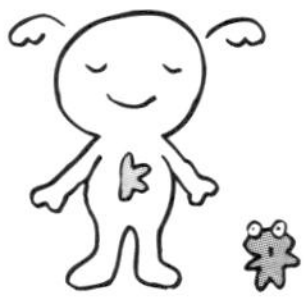

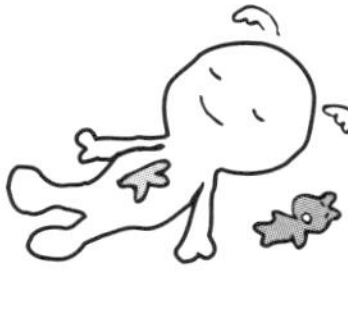

2章

あれこれ考えるより、〝自然体〟が一番
「ありのままの自分」を素直に出すには？

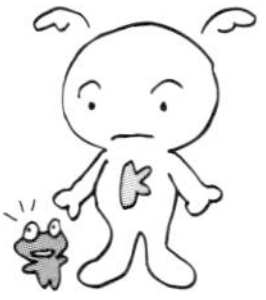

3章

ストレス知らずでハッピーに
〝気持ちがつながる〟とっておきの心理術

4章

「イライラ」「ムカッ」……をあっさり解消
「怒らないコツ」、お伝えします

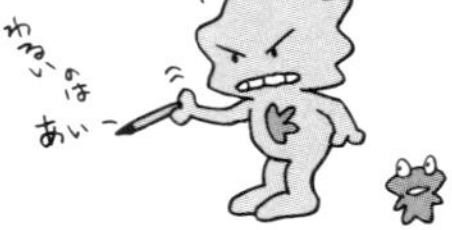

5章

「心の大そうじ」で気持ちすっきり

あせらず、あわてず、ていねいに

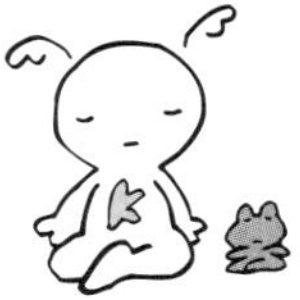

6章

心の芯から癒される
「なんだか、疲れた〜」ときに効く言葉

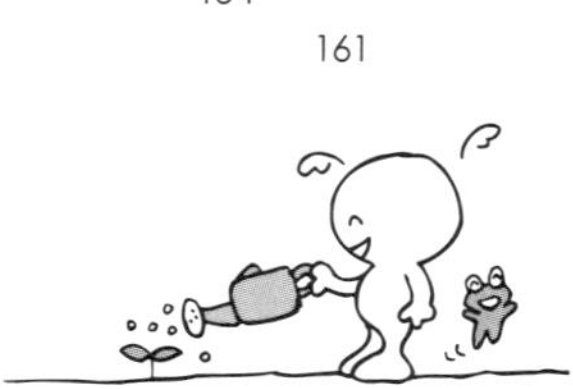

7章

気分よく生きると、「いいこと」続々！

明日がもっと楽しみになる「心の習慣」

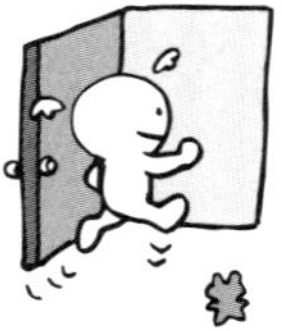

イラストレーション　江村信一

1章

「ほっ」と、前向きになれる「心のへこみ」がまるくなるヒント

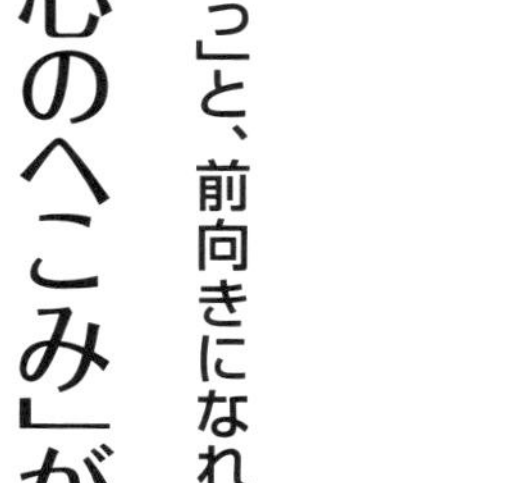

まずは自分に〝ほめ言葉〟のプレゼント

誰かからほめられたことって、ずっと覚えていませんか？

特に、相手が何気なく言った一言、〝思わず〟口にした一言。

「気がきくね」

「いつもおいしいごはん、ありがとう」

「君がいてくれて、助かったよ」

「今日の服、似合ってるね！」

そんな〝一言のプレゼント〟を受け取ると、とても嬉しく、心がはずみます。

ほめられた服は袖を通す回数が増えたり、もっと喜んでもらえるように料理の腕を磨こうとはりきったり……。
言葉って、投げかけた側が思っている以上に、影響が大きいものなのです。
だから、よくほめる人って、結局は大事にされるものです。

そして、けなされたり悪口を言われたりしたことも、ずっと覚えているものです。平気なフリをしてみても、言われたほうはやっぱり、心がへこんでいます。小さなトゲが心にずっと刺さっている。
言葉って、大事に大事に使わないといけないんですね。

お互いに、幸せを受け取れる言葉を使う。思いやりのある言葉を使う。
本気で本音で伝える。
それが、**愛語**《あいご》。

人には「与える」ことが大切ですが、**実はお金や物だけでなく、優しく思い**

やりある言葉、ほめ言葉、そして相手のことを認める言葉をかけることも「与える」ことになるのです。

逆に、冷たい言葉や責める言葉をかけると、相手は苦しい思いをします。それは「与えられる」どころか「奪われる」からですね。

しかし、本当に怖いのは、自分自身にマイナスの言葉をかけてしまうこと。僕たちは何かのきっかけで一度へこんでしまうと、そこへさらに自分で自分を責めるマイナスの言葉で追いうちをかけて、ますます〝へこみ〟を深くしてしまう……ということが多いのです。

「私のせいで」「私が役立たずだから」「あのとき、ああすればよかったのに」なんて自分を責める言葉、卑下する言葉を頭の中で何度もくり返していると、その言葉が、どんどん心の〝へこみ〟をえぐり、痛みを悪化させていきます。自分で自分にムチを打つようなものです。

すると〝へこみ〟も、最初にできたときよりずっと深くなって、元のまるい心に戻るどころか、大きな陥没状態の〝トラウマ〟となって、いつまでも心に残り続けてしまいます。

そして、他人にも優しくできなくなってしまうのです。

あなたは、日頃から自分自身にどんな言葉をかけていますか。

心が安定していて、さざ波が立つことが少ない人ほど、愛語を口にできる。

だから、**まずは、他人を喜ばせる言葉を、自分にかけてあげることから。そして、自分を喜ばせる言葉を、次は他人にかけてあげる。**

- すごいね
- 素敵だね
- それでいいよ
- 大丈夫だよ
- よくやったね

これからは、こんな愛語を、意識して使ってみませんか。愛語を使う人のまわりには、たくさんの人が集まってきます。

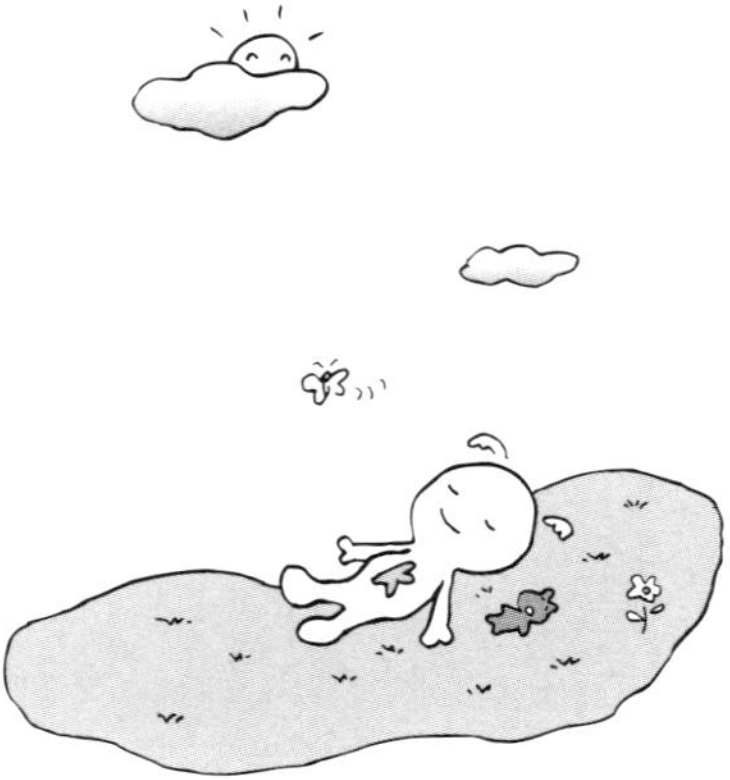

「愛語」をばらまこう。

〝幸せ力〟を高める方法

「他力本願」という言葉があります。

そして、この言葉にあまりよいイメージを持たれていない方もいるかもしれません。

以前の僕もそうでした。この言葉を、「人頼み」「自分は何もしないで」といった意味でとらえていました。

ところが、親鸞聖人について書かれた本を読む機会があり、「他力本願」のイメージが自分の中でひっくり返りました。それ以来、僕はこの「他力本願」という言葉が好きになりました。

この言葉をわかりやすく言えば、「自力」つまり、自分一人で何とかしよう、自分だけでもうまくできると慢心するのではなく、**自分が努力することはもちろん、まわりの人とのご縁や、もっと大きな見えない何か（仏教では仏さま）にすべてを「ゆだねた」ときに、はじめて幸せになれる**という意味になります。

それが、他から〝守られる・助けられる〟力――「他力」です。

何事も、自分の力だけではできない、誰しも、自分一人で生きてきたのではない。たくさんの恵みを受けて、たくさんの思いを受け取って、助けられてここまでやってこれたのです。

そして、これからも、**「他力」つまり他から助けてもらう力に、感謝する。**

心がへこみやすい人には、何事にもマジメで、「がんばらなくちゃ」「私がしっかりしなきゃ」「完璧に仕上げなきゃ」と、一生懸命に取り組む方が多いようです。それは、とても素晴らしいことです。

けれど、自分だけで何とかしよう、誰の手も借りないというのは、一見すると立派なようでも、実は他人を信用しない、強烈なエゴにつながっていたりします。


自力でできることは、がんばればいい。

でも、「全部自分でやった」なんてうぬぼれたり、おごったりすることもなく、また意地を張って、「自分一人でやる」のでもなく、

「自分でもがんばった、でもまわりにも助けていただいたからできた」

「ありがとう」

「おかげさまで」

「させていただく」

いつでもそんな気持ちでいると、他人を信じられるようになってきます。

「他力本願」って、**「自分一人でがんばらないで」っていう優しい言葉**なのか

もしれませんね。

「手伝ってくれない」と嘆くのではなく、**素直に「手伝って」と言えることで、一番幸せになれるのでしょう。**

自力と他力、両方あるとイイネ！

他力本願＝感謝する心。

「苦手な人」が教えてくれること

なんだか苦手な人、イヤな人と同じ空間にいるだけで、息がつまってしまう。その人に何か言われるたびに、心が殴られたようにべコッとへこむ。精神衛生上、会わないですませたい……。

そんなときは、しんどいものです。

ところで、自分の姿を自分で見られるのって、鏡の前に立ったときぐらいですよね。鏡を見ながら、「もっと、ここをこうしよう」と考える身だしなみチェックは、誰もが日常的にしていることでしょう。

それでも、鏡に映して見られる自分は、自分の中のほんの一部です。

自分が普段、どんな声で話していて、どんなことをしているのかを知るには、ビデオを撮ってもらうといい。僕のセミナーでも、受講生さんの様子をビデオに撮って、あとで見せることがありますが、とても面白いですよ。

自分の話し方や、しぐさ、振る舞い、声……自分が考えていたイメージとまるっきり違っていて、驚かされることばかりです。

でも実は、ビデオに映して見られる自分も、やっぱり自分の中のほんの一部で、自分の〝心の中〟までは見えません。

自分の心までふくめた「本当の姿」をしっかり映してくれる鏡は、意外なところにあるんです。

それが、あなたのまわりにいる人です。

あなたのまわりには、苦手な人、好きな人、いろんな人がいると思います。

その人たちは全部、「あなたにも、こんな一面があるんだよ」と、自分ではなかなか気づけない「本当の姿」を教えてくれているのです。

さらに、この〝まわりの人という鏡〟は、困ったことに、あなたが「隠しておきたい欠点」「気づいてない魅力」まで、はっきりと映して見せてくれます。

あなたの「隠しておきたい欠点」を見せてくれるのが、あなたが嫌いな人。

あなたの「気づいていない魅力や才能」を見せてくれるのが、好きな人や憧れる人。

どちらも、**「私にはない」と思っているものが「あるんだよ」と教えてくれている**のです。

自分では、自分のことを隅々まで見られず、わかりません。

でも、そんな「嫌いな人」「苦手な人」があなたのための鏡になって、「もっとこういうふうになれたら、素敵だよね」というヒントを、教えてくれているのだとしたら……。

それをしっかり受け止められれば、よりよい自分になるためのきっかけになるかもしれないし、もっと人にも優しくできるかもしれませんね。

自分のことは気づかない。だから「他人」がいるんだね。

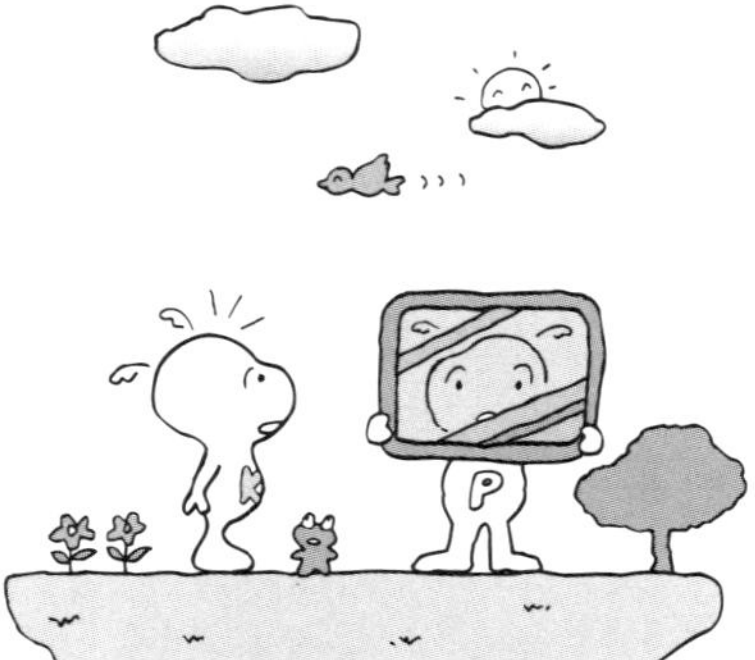

「なんで、わかってくれないの？」のイライラを吹き消すには

自分が今体験している気持ちや苦しみ、楽しさを、誰かに聞いてもらって分かち合いたいのに、わかってもらえない――そんなときは、ちょっとつらいものです。


「そのぐらい、何ともないでしょ」

「もっと、がんばれよ」

「ちょっと勇気を出せばいいだけなんだから」

自分がなかなか前に進めないときに、こんな言葉をかけられて、悔しい思いをすることもあるかもしれません。

しかし、あなたももしかしたら、励ましの言葉をかけたつもりが「なんで、わかってくれないんだろう」と相手に思われていたことが、あったかもしれません。

他人の気持ちや言葉を「わかる」ためには、経験が必要です。

それは「痛い目を見る、悲しい思いをする」というしんどい経験かもしれないし、「がんばったことが結果としてついてくる。人に感謝される」という嬉しい体験かもしれません。

いずれにしても**人は、自分自身が「体験」したものしか、本当にはわからない**ものです。

つまり今、目の前にいる人が、あなたの言葉や気持ちが「わからない」「理解できない」のは、まだ、そのために必要なことを「経験」していないから。

経験値が違えば、理解度にも違いが出てくるのは当たり前。

たった、それだけのことなのかもしれません。

僕自身も、クライアントさんの「怖さ」と「勇気を出せないこと」を感じたくて、バンジージャンプに挑戦したことがあります。

でも、実は怖すぎて飛べませんでした。ええ、三度も挑戦しましたが全滅でした。

このときはじめて、「なかなか勇気を出せない人の気持ち」を体感できた気がします。「勇気を出す」って、本当に怖いですよね。それ以来、クライアントの心にもう一歩近づけた気がします。

また、人には「成長の速度」にも差があります。男女の差や育ち方の差によっても、相手を理解するのに時間がかかったりするものです。

そんなときには、必死に伝えようとしても、「言葉が耳に届かない」こともあります。

だから、

「なんで、こんなこともわからないんだろう」

「なんで、わかってくれないんだろう」

「誤解されて、悲しい」

こんなふうに感じてイラだったり、落ち込んだりしたときには、

「そうか、まだわからないんだな」

「まだ経験してないんだな」

というだけのことなのです。

だから、躍起《やっき》になって説明する必要もないし、誤解を解こうとしなくてもいいのです。

時が経てば、**経験を積めば、立場が変われば、わかってもらえるときが、きっとくる**のです。それまでは、**「わかってもらえない」ということを受け止めて**みましょう。

そして今、自分も「理解されないという経験」を積んでいる最中なのです。

いつか、わかるときがくる。

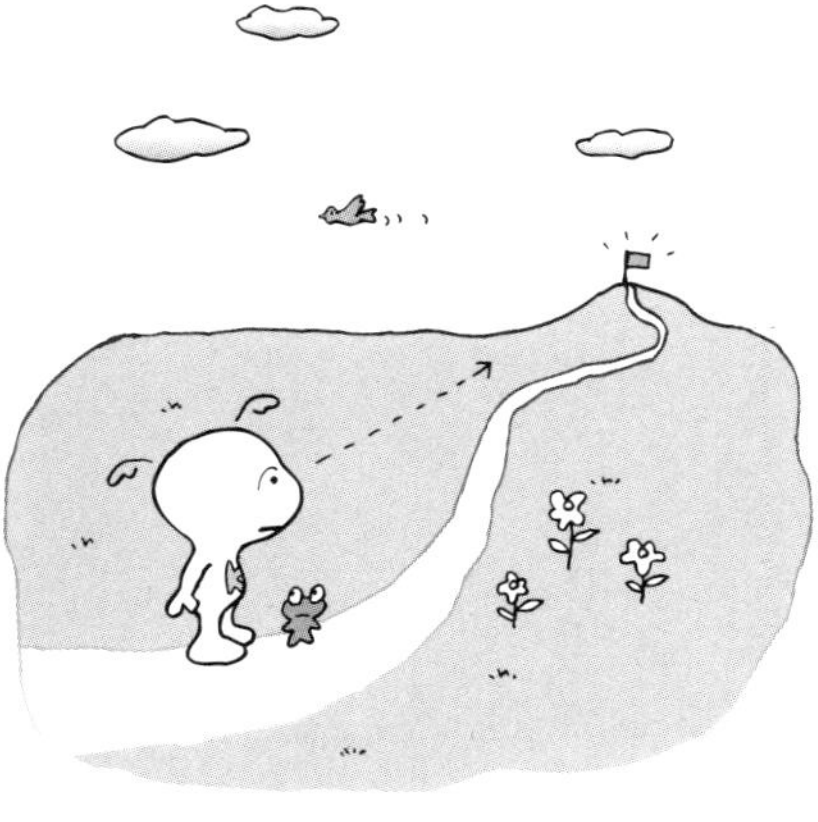

「悩み」の9割は、こんなトコロにあった

「誰も私のことをわかってくれない」
「あの人って、全然ダメ」
「みんなが思ったとおりに動いてくれないからウンザリ」

こんな不満が心にうずまくときは、**考え方が偏っていますよ、**というシグナル。

何かの出来事や他人の言動を見て、他の人は何とも思っていないのに、自分は不満を感じることがあるものです。

実は、そんな「悩み」の原因の九割は、その人の思考グセにあります。

ものごとや人に対して、「正しい、正しくない」「よい、悪い」「○か、×か」で判断してしまうことって、あるものです。そして、**一人で勝手に**腹を立てたり、心をへこませたりする。あなたも、心あたり、ないですか？

僕が心理カウンセラーとして〝心のお悩み解決〟のお手伝いをするときは、この「正しい、正しくない」「○か、×か」という思考パターンを理解していただくことから始めます。

それは、みなさんが判断の基準にしているその「○×」が自分だけのものであって、それが「問題」をつくり出し、〝心のへこみ〟の原因になることが多いからです。

生きていれば、つらいこと、苦しいことにぶつかります。落ち込む日も、痛い目を見る日もある。

そうした経験を重ねるうち、多くの人が「これ以上、傷つきたくない」「もう、つらい思いはしたくない」と、「守り」に入ります。

「自分の思ったことを口にするのは、ダメだ」

「親の言ったとおりにするのが、正しい」

「自分の好きなことを追いかけるのは、わがままでよくないことだ」

こんなふうに、あらゆることに「○」や「×」をつけて、本当の気持ちを心の奥底に封印する。

そして、ときには**「自分らしく生きていく」ために必要な価値観**にまで、他人と違うから、と「×」をつけて、ブレーキをかけるようになるのです。


僕がお手伝いするのは、「心にブレーキがかかっていますよ」「自分でブレーキをかけていますよ」と気づいていただくこと。

「○か、×か」「正しい、正しくない」にとらわれてしまっている考え方をゆるめて、眉間にシワを寄せていたあなたの心に、余裕を取り戻させてあげること。

「今まで、こんなに〝自分らしさ〟を抑え込んでいたんだ」――そう気づくだけでも、ブレーキはゆるみます。

「気づき」は、新しい自分をつくるための、はじめの一歩なのです。

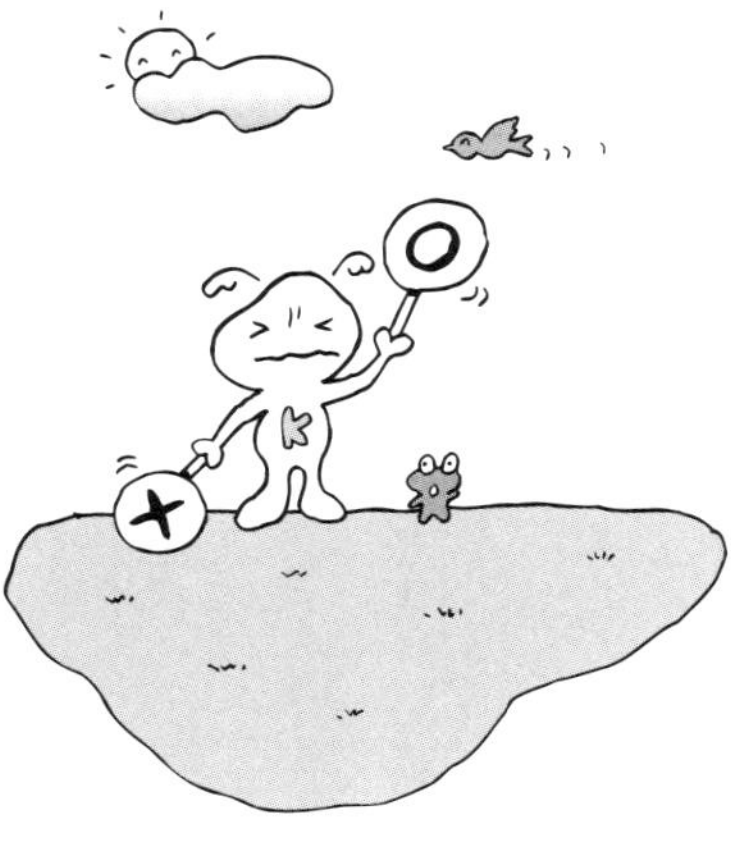

ぜんぶ、○にしてみよう。

まずは「自分」を疑ってみよう

職場で、もっと自分の仕事ぶりを認めてもらいたい。
親、恋人、パートナーに、もっと愛してもらいたい。
自分はこんなにがんばっているのに、どうしてみんなわかってくれないんだろう……。
そんなふうに感じて、へこんではいませんか。
実は、知らないだろうけど、実は、信じられないだろうけど、
あなたは、自分が思っているよりずっと、認められているんです。

……そんなの信じられない？

当たり前ですよね。

だってあなたは、今までずっと「自分を認められずに生きてきた」んですから。「認められない」ことが、あなたにとって当たり前、慣れ親しんだ居心地のいい場所になっているのです。

だから、あなたは、**いざ認められると「困ってしまう」**んです。

たとえば、仕事でほめられることや評価されることが続くと、急に怖くなったりしませんか？　「自分は過大評価されているんじゃないか」って、疑い始めたり。

そんなふうに思っていると、大きな仕事を任されたときに急に怖くなって体調を崩したり、信じられないようなミスをして、ぶち壊してしまいます。

また、心の底のほうで「自分は愛されるはずがない」と思っていると、せっかく恋人ができても、そのうち「私が愛されるはずがない」と落ち着かなくなってきます。そして、知らず知らずのうちに相手がイヤがるような言動を始めて、二人の関係をぶち壊してしまいます。

せっかくうまくいっていたことを、自ら「ぶち壊してしまう」とき、その人の心の中には**「やっぱり」**という言葉が生まれます。

「ああ、やっぱり、うまくいかなかった」って。

そう、これまでのあなたは、認められないほうが「しっくりくる」んです。心がへこんだ状態でいるほうが、「なじみ」があるのです。

そのほうが、居心地がいい。そう、「片づいていない部屋にいるほうが、心が落ち着く」みたいな気持ちと同じです。

ね、ちょっとおかしいでしょ。

でも、もう十分です。

あなたは、自分が思っている以上に、十分に認められているんです。

一度、そう信じてみてください。**「自分は認められていない」を疑ってみてください。**

それだけで、まわりの人の言動が変わりますよ。

変わるというより、あなたを認めてくれていたことに、「気づき」始めますよ。

残念だけど、認められているらしい。

〝ラッキー体質〟になるコツ

僕が実践している**「ラッキーを次々呼び込む方法」**を紹介します。

たとえば、〝幸運の神様〟がいて、空の上からみんなを見ているとします。みんなを幸せにしたくて、定期的に何かの「ラッキー」を送ってくれているとします。

そして、いざ誰かに「ラッキー」を送ったときに、その人が少しも喜ばずに、まるで当たり前のような顔をしていたら、きっと〝幸運の神様〟だって、悲しく感じると思いませんか？

もちろん、神様は神様ですから、そんなケチなことは言わずに、それでもずっとラッキーをプレゼントしてくれるはずでしょう。僕たちが気づくまで、いろんなチャンスを与え続けてくれることでしょう。

でも、そこでもし、その「ラッキー」に気づいた人が、大喜びし、空に向かって「神様、ありがとう!!」なんて感謝してくれたら、神様も嬉しいし、ますます幸運をプレゼントしたくなるだろうと思いませんか?

たまたまランチに入ったお店がおいしかった、友人から久しぶりに連絡がきた——そんなささやかな「ラッキー」にも大喜びしてみる。

すると、毎日がどんどん豊かに彩られて、神様も味方になってくれて、ますますラッキーが舞い込んできます。

騙されたと思って、やってみてね。


小さなラッキーにも、大喜びしよう。

2章

「ありのままの自分」を素直に出すには？

あれこれ考えるより、〝自然体〟が一番

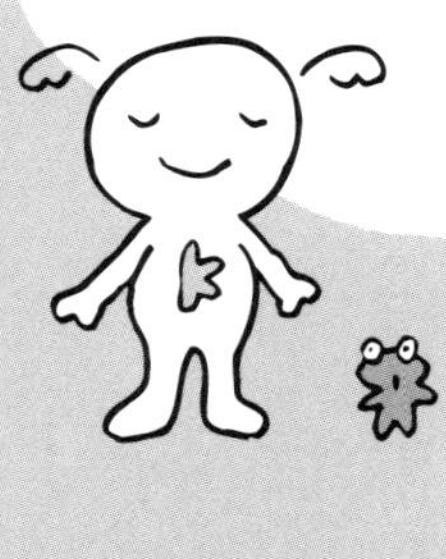

〝ラベル〟を貼り替えるだけで「中身」もよく見える

私たちは、知らず知らずのうちに、自分に「ラベル」を貼っています。

そのラベルが、

「思いやりがあって、素晴らしい人」

「いつも冷静沈着で頼れる、優秀な人」

「唯一無二のかけがえのない人」

ならいいのですが、

「いてもいなくてもいいヤツ、大したことないヤツ。むしろ邪魔なヤツ」

「なんの魅力もない、役に立たないヤツ」

「どこにでも転がっている、面白くない平凡なヤツ」

こんなラベルを貼っていたら、当然ですが、あんまり「いいこと」はない。

自分で自分に「いてもいなくても、いいヤツ」というラベルを貼っていると、まわりの人も、あなたのことをそのように扱って、あなたを無視するようになります。

まわりの人の自分への対応を見れば、自分のラベルがよくわかりますね。

たとえば醤油を買うときに、「これはダメな醤油です」とか「この醤油は腐っています」なんて書いてあったら、絶対に買わないし、家にあったとしても捨てますよね。それと同じなのです。

自分のラベルには、どんなことが書かれているだろう。

考えてみてください。自分に貼っているラベル。

まわりの人が自分を軽く見るのなら、

「私は、価値のない人です」というラベル。

まわりの人が自分を理解してくれないのなら、「私は、どうでもいい人です」というラベル。

まわりの人が優しくしてくれないなら、「私は、優しくされると嫌がります。優しくされる価値はないのです」なんていうラベルが貼ってあるのかもしれません。


一体どうして、そんなラベルを貼ってしまったのでしょう。

僕がカウンセリングをしていて感じるのは、**「親が貼ったラベル」をそのままにしている人が、けっこう多い**ということですね。

その貼られたラベルが、あなたにふさわしい、前向きで元気が出るラベルだったらいいのですが、否定的な親は、子どもにも否定的なラベルを貼ります。

どんなに素晴らしい子どもでも、親に「この子はできそこないです」「劣悪商品です」というラベルを貼られたら、自信をなくしてしまいます。目から光が失われていきます。

でも、それは親が勝手に貼ったラベルです。親自身もそういうラベルを貼られて生きてきたから、あなたの素晴らしさに気づけなかっただけ。

大人になったら、親に貼られたラベルをそのままにするかどうかは、貼られた本人が決めることです。

それでは、どんなラベルにしましょうか。

「私は素晴らしい人です」

「私は実はできる人です」

「私は愛される人です」

そんなラベルがいいですよね。

鏡の前で、ちょっと宣言してみてください。

最初は、むずむずするかもしれません。でも貼り続けてみてください。

貼り続けているうちに、しだいに中身も、ラベルにしたがうようにともなってくるのです。

そして、思ったまま、感じたまま、「損得」ではなく「好き嫌い」で行動する勇気を出してみてください。

あなたの個性とは、あなたが「ふと、思った」ように生き、行動しているうちに、ごく自然に立ち現われてくるものです。

昔のラベルに振り回されないで、もっと本当の自分を全開にして生きてもいいんです。

ラベルは自分で貼り替える。

「自分のことを粗末にする」実験

「ラベル」の話と関連して、僕がよくカウンセリングのときに話しているのは、「放置自転車」の話です。

以前、自分の自転車の前カゴにゴミを入れて、自転車置き場に放置してみる、という実験をしたことがあります。

すると、日が経つごとに、カゴの中のゴミがどんどん増えていくのです。道行く誰かが、勝手に捨てていくのでしょう。

さらに、「ギアはついてないし、すぐ空気は減るし、一度盗られたこともあるし、汚いし、安っぽい自転車だなぁ」なんて、心の中で何度か思ってみました。

そしてカギもかけずに、そのままにしておいたのです。なくなっても、どうせ安物だし、なんて思いながら。すると、数日後、本当に自転車が盗まれてしまいました（涙）。

自分のことを大切にしないって、こういうことなのかなと思います。
自分が自分の心にゴミを入れたまま、自分で自分のことを悪く言う。
すると、他人も「あ、あいつは粗末にしていいんだ」と思って接する。
自分を粗末にするって、このように、

1 自分の心に感情の屑を残す（ゴミを捨てる）
2 自分のことを悪く言う（自転車の悪口を言う）
3 自分のことを守らない（カギをかけない）

ことなのでしょう。

1「自分の心に感情の屑を残す」——言いたいこと、したいこと、腹が立ったことを、ちゃんと相手に伝えないこと。ウソをつくこと。

自転車のカゴも、汚くしているとゴミであふれかえってしまうのと同じです。


2「自分のことを悪く言う」——自分の能力や性格、置かれた環境や過去、そして容姿のことなどを嘆くこと。

ちゃんと走ってくれる自転車に、感謝しないことと同じです。


3「自分のことを守らない」——人にバカにされたり、イヤなことをされたりしたときでも、笑ってごまかしてしまうこと。

自転車も、心も、守ってあげられるのは、持ち主のあなただけです。

自分自身を〝かけがえのない大切な存在〟として扱っていれば、他人から粗末な扱いを受けることは、もうなくなるのかもしれません。

さあ、あなたは自分のこと、どんなふうに扱っていますか。

自分が大切にされていないと感じるときは、自分が自分のことを、この「放置自転車」のように扱っているときかもしれません。

そして、自分を大切にするって、これと正反対のことをすればいいんです。

1 自分の気持ちを、ちゃんと伝える。それは、「○○してほしい」「××してほしくない」ときちんと伝えること。

2 自分の悪口を言わず、自分をほめてみる、いたわってみる、磨いておく。

3 「イヤだ」「やめてほしい」とちゃんと言う。自分を傷つけない。

すごく勇気がいりますね。

自分を大切にするって、最初はトレーニングですね。

まずは、ゴミをためないことから。

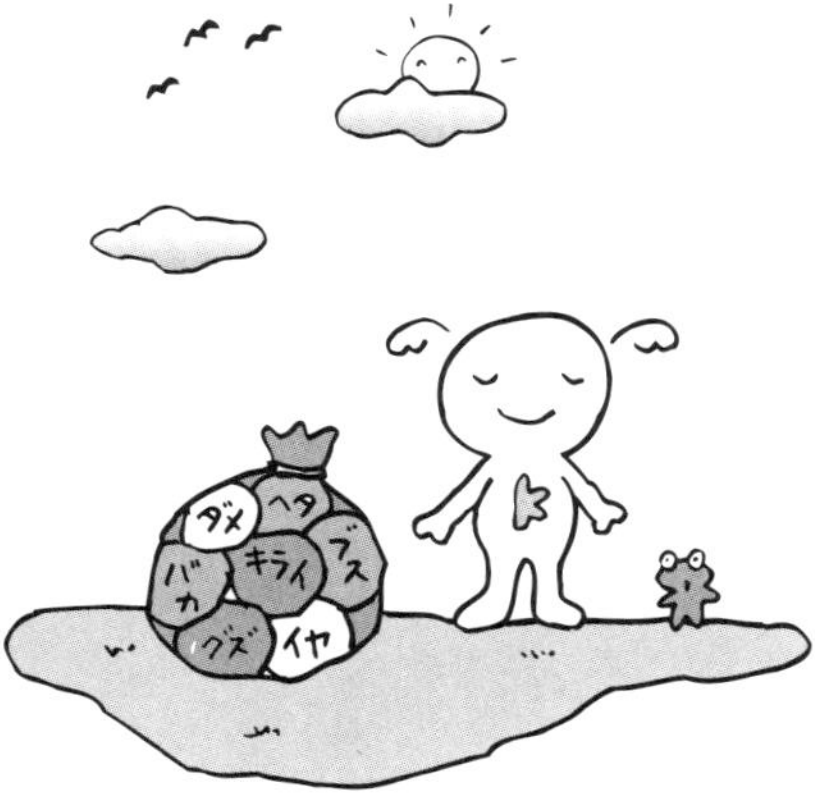

気持ちがしぼんだときに効く〝とっておきの呪文〟

人間って、面白いですよね。

「認めてほしい！」とがんばるほど、なぜか認めてもらえずにへこむ。
でも、認めてほしいと焦らなくなると、不思議といい結果がついてくる。

「強くなりたい！」と背伸びするほど、なぜか自分の弱さを思い知らされる。
でも、自分の弱さを認めると、自分の中の強さに気づくことができる。

「好きになってほしい！」と願うほど、なぜか相手に嫌われる。

でも、嫌われていることを認めると、思ってもみなかった人からの好意に気づく。

「認めてほしい」「強くなりたい」「愛されたい」ともがいてしまうのは、「自分には、価値がない」という前提で生きてしまっているから。

心は、自分が考えていることとの〝証拠集め〟をしてくれるのです。

たとえば、「あの人はきっと、私のこと嫌っている」と思い込んでいると、「ほら、また私のこと無視した」「ほら、また私にだけ言い方がキツイ」と、何でもない出来事の中から、自動的に〝そう見える証拠〟を見つけてくるのです。

だから、才能、魅力、お金など、何であれ、**「私には、ない」**という前提で生きていると、心は「気持ちがへこむような証拠」ばかり集めてきてくれます。

でも、あら不思議。

この前提を**「私には、ある」**に変換するだけで、人生も気分もガラリと変わります。

自分には、才能、魅力、お金、時間、愛情……「すべて、ある」。

脳にそうインプットするだけで、勝手に〝プラスの証拠集め〟をしてくれるんです。

すごいでしょ？　なんだか、楽しい気持ちになってきませんか？

え？　ならない？　そうですよね（笑）。「なる」って言われたら、ちょっとおかしいです。長年の考え方がそんなに簡単に変わるはずはありません。

でも、自分のことを「ダメ」って思ったままだと、また〝ダメの証拠集め〟ばかりしてしまう。どうすればいいんだろう。

そんな心に効く〝とっておきの呪文〟があるのです。それが**「かも」**。

「私には、魅力がある」↓**「私には魅力がある、かも」**

いかがですか。「私には、魅力がある」と言い切ると、すぐに「無理、魅力なんてない」と否定の言葉が頭に浮かんできますが、「かも」をつけると、ほんのちょっと受け取れる気がしませんか？

私には能力がある、かも。
私には愛情がある、かも。
私には価値がある、かも。

と、今までの考え方を疑ってみるのです。
「自分はダメだと思っていたのは、勘違いかもしれない」と疑ってみるのです。

これが、自分を変えていくための、簡単な第一歩です。

今までの常識は、間違っていたのかも。
私は、素晴らしいのかも。
私は、愛されていたのかも。
私は、うまくいくのかも。
私は、ダメじゃないのかも。

ぜひ、心の中でくり返したり、声に出してつぶやいたりしてみてください。
「そうだよ」「素晴らしいんだよ」「あるんだよ」という証拠が集まってきますよ。

〝かも〟が世界を変える。

「笑われてもいい」と開き直ると、笑われない

人見知りで、臆病で、声が悪くて、話下手で、雑談もうまくない。大した能力もないし、魅力もない。決断力もないし、リーダーシップもない。

短所って、だいたい「ない」がついてます。

「ない」から、一歩踏み出せない。「ない」から、尻込みして前に進めない。

でも、そのおかげで、自分の一番弱いところ、自分の一番恥ずかしいところは、周囲に見られずに、人目にさらされずにすんでいた。

だから、**短所は、実は、あなたを「守って」くれていた**んです。ありがたいことですね。「嫌っていて、ごめんね」ですよね。

「短所」って、パソコンに入っているセキュリティ・ソフトみたいなものかもしれません。パソコン内部（心）が、ウイルスからの攻撃（まわりの目、評価）で危険にさらされるのを防いでくれる。

でも、セキュリティが堅牢《けんろう》になりすぎると、動作がちょっと悪くなる（心が重たくなる）んですよね。だから、セキュリティを少しずつ外していって、心が軽くなるといいですね。

そのためには「傷ついてもいい」「笑われてもいい」「怒られてもいい」「かっこ悪くてもいい」という、ウイルスに侵されるような**「傷つく覚悟」**がいりますね。でも、この「覚悟」、持ってみると意外と大したことがなかったりします。

たとえば、「人に知られたら、恥ずかしい！」と思っている過去や性格って、誰にでもありますよね。

僕にももちろんあって、それは、中学生の頃にクラスメイトに無視され〝仲間外れ〟にされたことでした。とても恥ずかしく、つらい過去として、そのことをトップ・シークレットのように、ずっとひた隠しに隠してきました。

それでも一度話してみようと思って、クライアントに、それこそ清水の舞台から飛びおりるような決死の思いで話してみたんです。

「実は……」って。

そうしたら、そのクライアントのリアクションが「ふーん」だったんです。

それで五秒後ぐらいに、「それはいいんですけど、私の悩みは……」って、返してきました。

「あれっ……？（笑）」

あなたが思ってるほど、まわりはあなたの短所、気にしてないんですよ。

だから、もっと気楽にいきませんか。

あなたの秘密は、ばれてるよー。

「欲求不満」のメカニズム

ほめてほしい、認めてほしい、愛してほしい、お金がほしい、食べ物がほしい――。

いつも「～してほしい」が口グセになっているのが**「くれくれ星人」**です。

「くれくれ星人」に共通している特徴は、「足りない」と思っていることです。

たくさんの人に愛されて、素敵なパートナーに愛されているのに、「もっと愛してほしい」。

仕事に成功して、大きな財をなして認められているのに「もっと認められたい」。

太っていて、少しくらい食べなくても大丈夫そうなのに、「まだまだ食べたい」。

「くれくれ星人」は、もらっても、もらっても、まだまだ満足できません。

これは、「私はまだまだですから、もっと上を目指してがんばります」と謙虚になることとは少し違います。

「くれくれ星人」の心の状態は、仏教用語でいう〝餓鬼《がき》の地獄〟と同じです。生前、強欲だった人たちは餓鬼に生まれ変わるとされていますが、彼らはいつも飢えと渇きに苦しんで、満たされることはありません。

他人から見れば、たくさん「ある」のに、本人はそこに気づかない。目に入らない。場合によっては「ある」と気づいていても、「やがてなくなる」と信じてしまっている。

そして、周囲の人やパートナーに「くれくれ」と追いすがったり、「どうして、～してくれないの!?」と怒ったりするので、人はしだいに離れていきます。

すると、「誰もわかってくれない」が始まります。


この地獄から抜け出すためには、トレーニングが必要です。

それは**「求めない」**ことです。

自分の不安という「穴」を埋めるためにもがくことをやめる、埋めようとしない、ということです。求めない、何もしない、というトレーニング。

認めてもらうために、愛してもらうためにやっていることをやめる。見返りを求めない、仕事をがんばりすぎない……などなど。


「それができれば、世話はない」「それができないから、困っているのに」と言われるかもしれません。

実は僕も、特に食べ物に関しては「くれくれ星人」でした。そんな僕に「食べないでいよう」「食べるな」と言われても「絶対無理、それができないから困っている。それでもやせたい」と無茶を言ってました。

ところが、あるご縁から断食をすることになり、死ぬほどの苦しみを味わい、それを乗り越えると「食べなくても大丈夫」という世界を体験できたのです。

絶対無理、と思っていたものは、絶対無理ではなかったということです。ただ、怖かっただけなのです。それを、無理やり乗り越えてみたら、「くれくれ星人」から卒業できました。

もし、本気でこの「くれくれ星人」から卒業したいのなら、この「求めない」「何もしない」「何とかしようとしない」トレーニング、やってみませんか。

「くれくれ星人」から、卒業しよう。

人生をつまらなくする簡単な方法

昔、サラリーマンとして運送会社に勤めていた頃に、「事故撲滅」を掲げる部署にいたことがありました。

そこは、車の事故や、商品の事故を完璧になくすための対応策を考える部署でした。事故が起こる原因を事故ごとに追及して、一つひとつ対処し、一つひとつ予防策を講じていきます。

すると、まだ起こるかどうかわからないリスクを、あらかじめ山ほど考えて、そのリスク回避のための対策が次々と増えていくようになります。そして、やるべきことが多くなりすぎて身動きがとれなくなってしまう。セキュリティの入れすぎで動かないパソコンみたいに。

そして、いったんリスク対策として始めたことは、引っ込みがつかなくなります。

ある日から「これはもうやめよう」ということになると、「その事故は起こってもいい」と認めることになってしまうからです。だから、やめられなくなるのです。

そのうち、何を「予防」しているのかさえわからなくなり、事故やクレームばかりを恐れる体質になっていきます。

私たちの心についても、同じことが言えます。

問題を起こさないこと、失敗しないこと、怒られないこと、恥をかかないこと。もちろん、それは大事なことでしょう。

けれど、そんな**起こりもしないリスクばかりを考えていると、「やりたいこと」にかけるエネルギーが不足してしまいます。**

自分が本当にしたいこと、成し遂げたいことにチャレンジするためには、問題が起きることを引き受ける覚悟が必要です。

問題は、起こってから考える。

もしも怒られたら、もしも笑われたら……。何かに取りかかる前から、そんなふうに考えるのは、やめてみませんか。

難がないのが、「無難」。それって楽しくないですね。

心配してもしなくても、事故が起こるときには起こるし、笑われるときには笑われるし、失敗もします。いいことも、悪いことも、世の中には両方あるのです。どんなに心配しても、事故は起こるし、失敗もするのです。

雨の日も、晴れの日もある。いいことばかり手に入れようとするから苦しくなる。

だから、どちらも、おいで、そうなってから考えよう。
「怒られてもいい」「失敗してもいい」「笑われてもいい」と腹をくくれば、大丈夫。

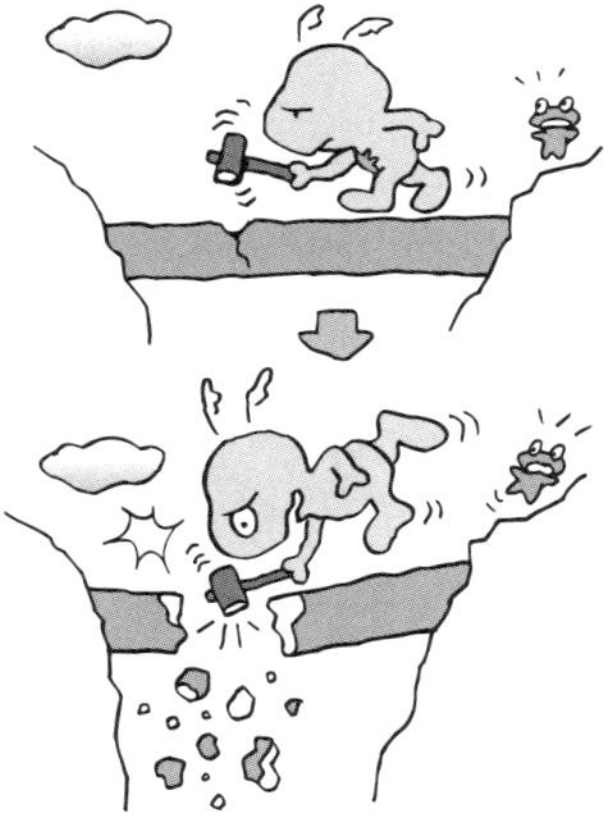

「難のある人生」を楽しもう。

「負けを認める」から強くなれる

二〇一〇年二月のバンクーバーオリンピック。フィギュアスケートの浅田真央選手の演技が、心に残っている方は多いのではないでしょうか。僕もテレビで観て、応援していました。

何度かヒヤッとしたり、あっと思う瞬間がありましたが、あの大舞台で素晴らしい演技だったと思います。

そして結果は、銀メダル。韓国のキム・ヨナ選手に負けました。

そのあとの表彰式、メダリストたちが国旗を背にして、リンクを滑りながら笑顔で挨拶をしていた姿も印象的でした。

そのタイミングでNHKの解説者の方が、真央さんの涙のインタビューについて言われていたことが、とても印象的でした。

大まかにしか覚えていないのですが、

「彼女は、キム・ヨナ選手に負けた、ということをきちんと悔しがって、それを表現していた。

つまり、**きちんと『負け』を認めていた。**

それが、必ず次のステップへと彼女を成長させてくれるでしょう。

よくあるのが『精一杯やりましたので満足です』とか『やるだけのことはやったので、仕方ないと思います』といった表現で、自分を慰めたり、『負け』から目を背けたりして、ごまかしてしまうことです」

といった主旨のことを話されていました。


負けを認める、というのはとてもつらいことです。当然、心もへこみます。

「自分は、あの人よりも劣っている」ということ。それに正面から向き合うことになります。

「負け」を認められない人は、

「これだけ努力したんだから」

「運が悪かった」

「精一杯やったんだから」

といった言葉で、〝敗北〟という事実から背を向けたり、自分の努力を正当化したりして、プライドや自尊心を保とうとします。

もちろん、自分を責める必要もないし、がんばった自分をねぎらったり、ほめたりすることも大切です。しかし彼女は、**「負け」を認めることで、自分を責めるのではなく、しっかりと〝そんな自分の存在を認めた〟**のです。


実はこれは、悩みの相談でもよくあることで、

「彼に振られたことを認められない」

「親に嫌われたことを認められない」

「友達より劣っていることを認められない」

そして、それらを「感じないフリ」をしてしまって、強がったり、相手のことを非難したりして、やり過ごそうとしている人がたくさんいます。そして、また同じことをくり返してしまう。

何かショックな出来事があったときは、**しっかりへこんで、悔しがって、怒って、きちんと自分の喪に服す。**「ああ、ダメだったんだなあ」って言ってみる。

そして、そのうえで自分をきちんとねぎらい、ほめてあげてから、立ち直る。

口で言うのは簡単ですが、なかなかできることではありません。

でも、「負け」を認めて、自分の弱さを受け止める「強さ」ができたあなたのところへ、きちんと成果はやってくるのです。

きちんと傷ついて、きちんと立ち直る。

あなたの「記憶」は〝ねつ造〟されている!?

カウンセリング・ルームにK子さんという女性が訪ねてきました。

「仕事でいつも怒られて、くじけそうになるんです」

「いつもミスばかりしてしまって、だからすぐに怒られて……それでますます萎縮《いしゅく》して、ミスをくり返してしまうんです」

「このままじゃ、まわりの人にも迷惑をかけっぱなしで、会社に居場所がなくなってしまいそうです……」

精神的に追いつめられて、かなり苦しそうなご様子でした。

そこでふと、僕は訊いてみました。

「上司やまわりの方は、本当に怒っているんですか」と。

K子さんは、キツネにつままれたような様子で、

「え、は、はい」

「それは、本当ですか？」

「ほ、本当……ですけど……」

「注意してるだけじゃないんですか」

「え……え!? 注意って、なんですか……!?」


彼女は、ますます混乱のご様子。

「たとえば、僕があなたに『あ、そのコップ、もうちょっと右に置いていただけます？』って言ったら、どう感じます？」

「え……ちょっとムッとしました」

「どうして？」

「だって、怒られたし……」

「ですよね。あの、僕は今、怒ったわけじゃないんです。注意……というか、リクエストしたんですよ」

K子さんは、職場の人たちに「注意される」のを深刻に受け止めるあまり、「怒られている」のだと、心の中で事実をつくりかえてしまっていたのです。

このように、独りよがりに事実をねじ曲げてしまう心の働きを、僕は**「事実ねつ造装置」**と呼んでいます。この装置を通すと……、

「こうしてちょうだい」↓「どうして、できないの」
「まだ、帰らないの」↓「仕事が遅いね」
「気をつけてやってね」↓「あなたは、まだまだ頼りない」
「かわいいね」↓「他には、ほめるところがないんだ」

と、自動的に悪い方向にねつ造されて、心に残ってしまうのです。

つまり、あなたの中にある「こんなひどいことを言われた、こんなことをされた……」というつらい記憶は、ねつ造された**「あなただけの事実」**である可能性が高いのです。

あなたが長年抱えていて、重荷になっている「記憶」や「過去」も、もしかすると〝大ねつ造〟されたものではありませんか。

まずは、「事実ねつ造装置」のスイッチ、オフにしてみましょう。

オフにする方法は、「ものごとを悪く取った」「誰かの言葉に悪意を感じた」ときに、この呪文を唱えるだけでいいのです。

その呪文が**「ちゃうちゃう（違う違う）」**です。

☆あの人は、私のこと避けてるのよ　↓　ちゃうちゃう
☆あの人、また私のことをバカにした　↓　ちゃうちゃう
☆また、あの人に嫌われてしまった　↓ちゃうちゃう

するとと、「新しい事実」が飛び込んできます。「え!? そうじゃなかったの!?」という事実が。

事実、ねつ造してませんか。勝手に決めつけてませんか。

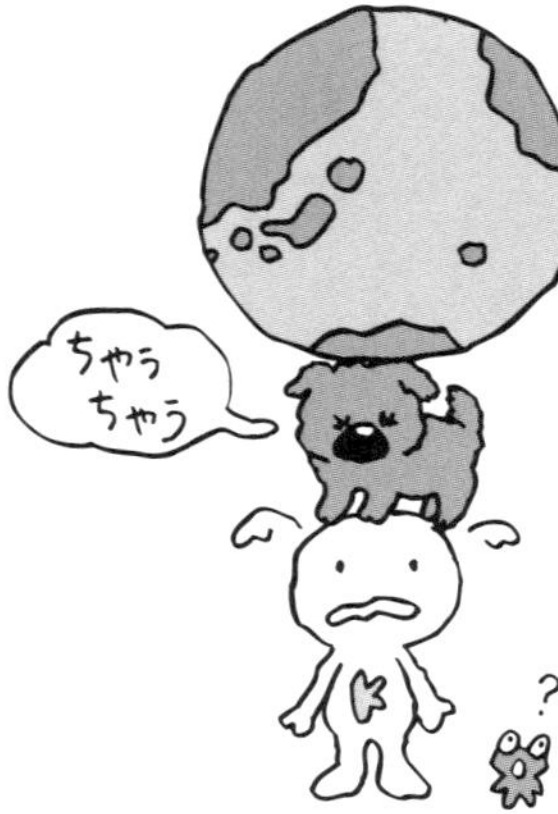

「ちゃうちゃう」が地球を救う。

3章

ストレス知らずでハッピーに〝気持ちがつながる〟とっておきの心理術

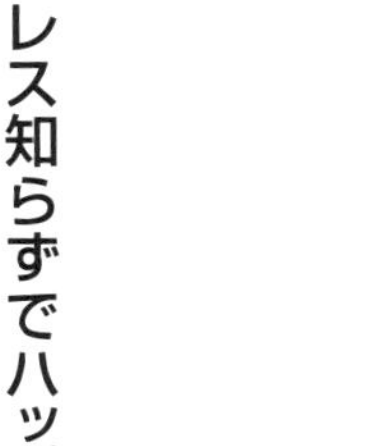

これが"相談件数ナンバー1"の「悩みごと」です

たとえば、同僚との相性が悪いと感じたり、家族と意見が食い違ったり、何気なく言われた一言がチクッと刺さったり……みなさん、人づきあいではいろいろな「摩擦」を感じ、へこむ経験をしてきているだろうと思います。

そんなとき、

「あの人のあそこを、直してほしい」

という気持ちになることが多いですよね。

「私は悪くないんだから、あの人が、ああいうところさえ改めてくれたら、私だってもっと、気持ちよくつきあえるのに」

そう思う気持ち、よくわかります。僕自身もそういう気持ちになることも多いし、僕のところにカウンセリングに来られる方でも、**「相手さえ変わってくれれば……」**と悩んでいる方が、一番多いかもしれません。

でも、そんなとき、こんなふうにも考えてみると面白いですよ。

★相手は、「ただ、気づいていないだけ」なのかもしれない。
★相手は、自分と同じように、何かに悩んでいて、心にブレーキをかけているのかもしれない。
★他人に心を開くのに勇気が必要で、ただ、怖いだけなのかもしれない。
★もしかしたら、その人なりの思いやりや、愛の示し方なのかもしれない。

そう、自分には理解できない事情が、その人の背景にあるだけなのです。
さらに、それは、もしかしたら〝自分も同じ〟なのかもしれないということです。

だから、他人を変えたくなったら、まずはぐっと歯を食いしばって深呼吸してみましょう。

「相手を変えたいなー」とあなたが思っていると、「変えられまい」と、ぐっとがんばってしまう相手が、そこに生まれます。

もし、あなたが誰かに考え方を変えるように迫られたら、反発して変えられないようにがんばりますよね。逆に、ますます意固地になるかもしれません。

でも、相手が「そうだよねー」「ああ、わかる」「それはそれで、ありかも」なんて言ってくれたら、あなたの心も柔らかくなれますよね。

相手をまるくする方法、それはたった一つです。

「まるくさせようとしないこと」

相手が変わらなくても、相手がこちらの意見を聞いてくれなくても、

「ま、いっかー」

と、空を見上げて叫んでみる。

そして「まるで自分みたいだなー」って、つぶやいてみましょう。

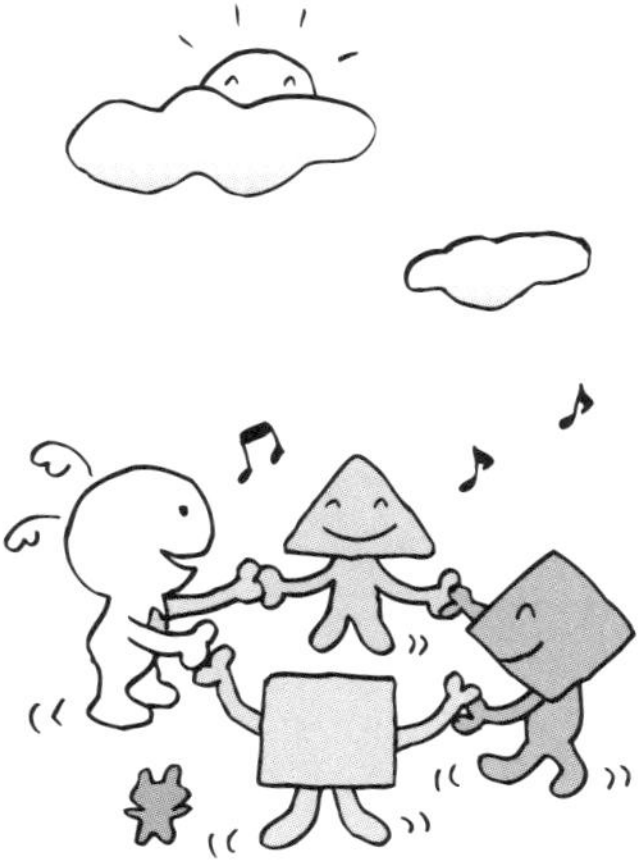

「ま、いっか」が世界を救う。

〝戦闘態勢〟の相手を一瞬で武装解除させるコツ

「なぜ、いちいち反論してくるの？」

「まったく、話の通じない人だ」

誰かと意見が食い違ったとき、ついグチを言いたくなることはありませんか。

これは、「自分が正しい」と思っているときほど、強く感じるはずです。

「自分の意見には、こういう論拠があるから、絶対に正しい」

「あの人の考えは、ここがこういうふうに、おかしい」

まるで、与党と野党の政治討論みたいです。

さて、それではどちらが正しいのでしょうか。

こんなとき、実は**「どっちも正しい」**のです。

どの考え方にも、その人のおかれた立場、生い立ち、都合、段取り、思いやり、恐怖……などが背景にあるからです。

誰でも自分の中に、それまでの人生でつくりあげた、その人なりの**「正しい価値観」「正しいモノサシ」**を持っています。

どちらのモノサシも正しい。どちらにも、正しい理由がある。

そうなったときに「どっちが正しいか」という議論をしても、永遠に決着がつかないのはわかりますよね。

だとしたら、どうすればいいのか。あなたは、相手にどうしてほしいですか？

もし相手が、あなたにこう言ってきたら、どう思うでしょうか。

「なるほど、そちらの言うことにも一理あるようですね」

こんなふうに言われたらきっと、戦闘態勢だったあなたの心も、ふっとゆるむのではないでしょうか。さっきまで、自分の正しさをわからせるのに躍起になっていたのがウソのように、

「いや、確かにそちらの言うこともわかります」

なんてね。

ときには「ほら、やっぱり、私のほうが正しかったでしょ」と、勝ち誇ったような気分になるかもしれません。でも、相手が先に譲ってくれたら、あなたも「相手の意見も聞いてあげようか」という余裕が生まれるものです。

相手の意見を、**「ああ、そうなんだ」と一度受け容れてみる**ことは、「私が正しい」「いや、こちらのほうが正しい」という〝与野党論争〟をまるく収める一番いい方法かもしれませんね。

「ああ、そうなんだ。**相手と私は『違う』んだ**」と。

相手が間違っているのでも、自分が間違っているのでもなく、「相手と私は

違うんだ」「ああ、そうなんだ」。
いかがでしょうか。

「受け容れる」と「受け容れられる」。

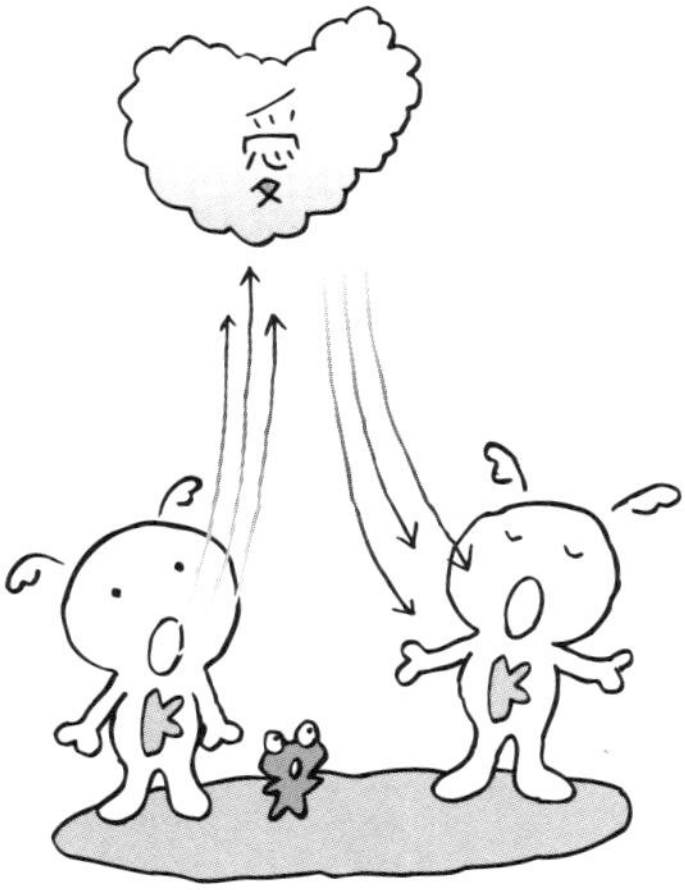

この「一言」が言えないから、こじれる

「何も言いたくない」ときって、ありますよね。

「何も聞かずに、ただ察してほしい」と思ってしまうとき、ありませんか。

でも、人はそんなにあなたのことだけに注目しているわけではないので、あなたの「察してほしい」は、なかなか気づいてもらえません。

僕たちは、つい**「私のことが大事なら、気づいてくれるはずでしょ」**と思ってしまうものですが、性格の違いや男女の違い、考え方の違いもあって、なかなか希望どおりにはいきません。

だって、「違う人だから、わからない」んです。

たとえば、うちの奥さんは、あまりストレートな愛情表現をしません。だから、訊いてみたんです。

「あなたは、どういうところで僕に愛情を表現してくれてるの？」と。

すると、

「え……いつもあなたの喜ぶご飯をつくっているでしょ」

という答えが返ってきました。

僕は、キョトンとしました。

「え、え!?　あれが愛情表現なの!?」

この話を世の既婚女性に言うと、多くの方が「あ、わかるー」と言われます。知りませんでした（笑）。

そう、人によって、男女によって、愛情表現は、そのやり方が違うらしいのです。

それまでの僕は「僕の思う愛情の形」がもらえなくて、不満に思うこともありました。そして、そんな不満に思っている僕の気持ちを「察してほしい」

「なんでわからないの?」と思っていました。

でも、彼女の言葉を聞いてから「仕方ないなー」とあきらめられるようになりました。彼女には「彼女なりのやり方」があったのです。


これ以外にも、「もっと気をつかってほしい」「もっと手伝ってほしい」「もっとわかってほしい」「遊びに誘ってほしい」なんていう思いを「察してほしい」ですよね。


また「そんなことしたくない」「やめてほしい」「悔しい」「バカにしないで」「無視しないで」なんて気持ちも察してほしいです。

それなら、さっさとそう言えばいいのに、なぜ「言えない」「言いたくない」のでしょうか。

それは、そんなことを言ったら、かっこ悪いし、ますます悲しくなるし、思い出すとまた腹が立つし、「そんなことぐらいで情けないヤツだ」と思われるのもイヤだから。つまり**「言いたくないぐらいイヤ」なんです。**

そして、その根っこをたどっていくと「嫌われたくない」「イヤな空気を感じたくない」というところにたどりつきます。

でもね、**言わないと、他人は、わからない**んです。残念ながら。

人の気持ちって、きちんと言ったとしても「知らなかった」「そうなの？」「なんでそう思うの」なんて言われるぐらい、わからないんです。

言ってもわかってもらえないこともあるぐらいですから、言わないともっとわからないですよね。

だから、ちゃんと、勇気を出して、言おう。

「〜してほしい」

「やめてほしい」

たった一言、これだけで、いいんですよ。

「言わないとわからない」こともある。

「与えすぎる」と受け取れない

僕はずっと、大切な人には「与える」ことが必要だと思っていました。

だから、必要なことは教えたいし、大切なこともきちんと伝えたい。それは、子どもにも、大切な人にも、そして僕のクライアントさんや生徒さんたちにも。


でも、なぜか、伝えようとすればするほど、伝わらない。受け取ってもらえない、理解されない、という出来事が続きました。

だから、「もっとわかりやすく伝えよう」と、手を替え、品を替え、「与え続け」ました。それでも、伝えたいことのすべては伝わらない、という悶々《もんもん》とした日々を送っていました。

そんなある日、ある素晴らしいセミナーに参加しました。そのときのセミナーは、あまりに内容が素晴らしすぎて、内容が濃すぎて、僕は頭がいっぱいになって受け止めきれず、消化不良になってしまいました。

そのとき、はじめて気づいたのです。

「与えすぎたら、受け取れないんだ」と。

今まで、よかれと思って与え続けていたことで、相手は、どんどん「受け身」になり、さらに容量オーバーになって受け取れなかったのです。そのことに、やっと気づきました。

また、こちらから与えようとしすぎると、「自分で受け取ろう」と思う積極性を、相手から奪ってしまうことにも気づいたのです。

そこから、やり方を変えてみました。

必要最低限のことだけを伝えて、あとは「信じて見守る」ということに。

この人は、大丈夫。ちゃんと気づいて、ちゃんと学べる、と。

すると、案の定、カウンセリングでも、セミナーでも、誰もがどんどん積極性を発揮し、どんどん変化していきました。

カウンセリングでも、教育でも、「この人を変えよう」「この人を救おう」「この人を育てよう」と思うほどに、相手は「問題のある人」「救いの手がないとダメな人」「育てる必要のある未熟な人」という面を見せ続けてくれます。

そうではなく、ちゃんと信じて、見守る。

悪く言えば、**「放し飼いにしておいても、大丈夫」と信じる。**

そう、鶏も、鶏舎で育てたブロイラーよりも、農家の庭先に放し飼いにされている鶏のほうが、いい卵を産みますから。

信じて、見守るって大切。

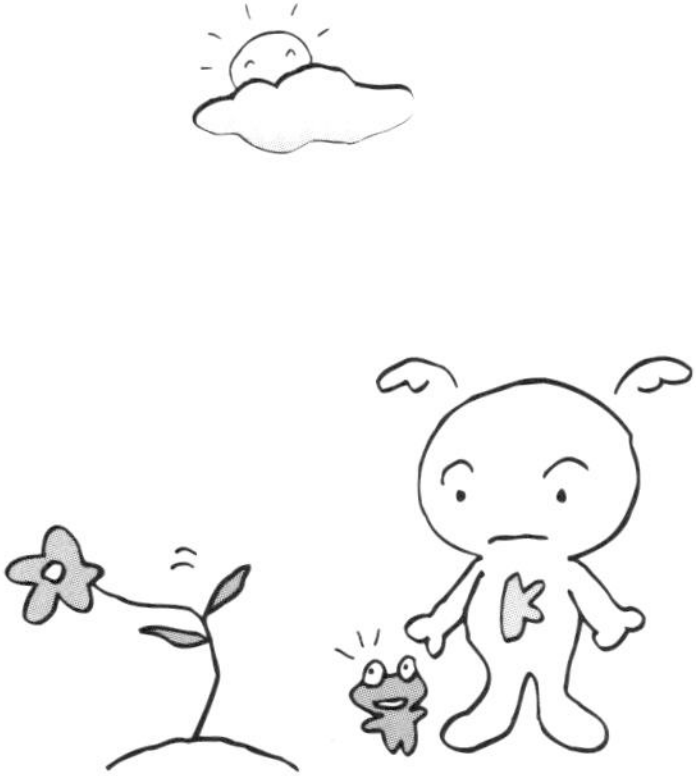

結婚相手には〝天敵〟を選べ!?

以前、僕はセミナーで**「結婚相手に天敵を選ぶ法則」**というお話をしていました。すべてではないのですが、「結婚」という特別な契約を通じて、自分が「捨てたピース（自分の一部）」を自分に戻そうとしている、というお話です。

それまでの人生で捨ててきた自分の一部を取り戻して、本当の自分に戻りたい、そのために「恋」という病にかかって、その「捨てた部分を魅力的に見ようとする」ということです。

そして、いざ結婚して一緒に暮らし始めると、その魅力的に見えていた部分が、元の「捨てたもの」に見え始めるということです。

たとえば、「優しい」と思って結婚したら頼りなかったとか、「しっかりしている」と思って結婚したら頑固者だったとか、「愛情深い」と思って結婚したら嫉妬深かったとか、「お金持ち」だと思って結婚したら、ただのケチだったとか。

このように、**「魅力的と感じたところ」と「自分が捨てたもの」は、表裏一体**です。

つまり、「魅力的な相手と結婚する」ということは、「自分が一番受け容れたくない行動を相手がしてくれるようになる」ということ。

逆に言えば、「裏側」の部分、つまり**「天敵」の面を受け容れることができたら、最高のカップルになれる**ということです。

また、自分が相手の「天敵」の面を受け容れないと、不思議なことに、相手も自分のことを受け容れてくれません。

スポーツや、戦いの場面でも、仲間うちに「敵にまわすと怖いヤツ」っていますよね。社内でも、一番反対しそうな人をプロジェクトに巻き込んでしまうと、一気にうまくいくことがあります。

天敵を受け容れて味方にしてしまうと、これほど強いものはないというわけです。

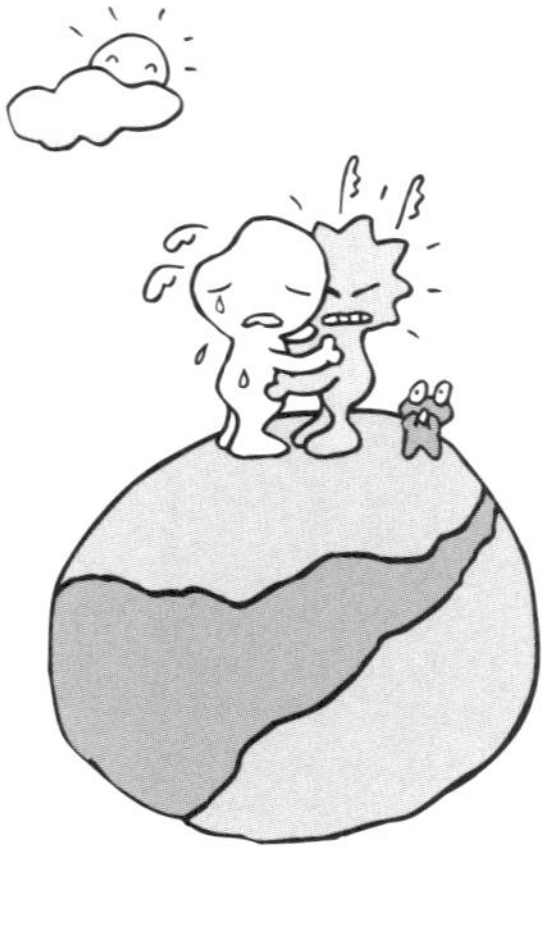

天敵だから、味方になると最強だね！

4章

「イライラ」「ムカッ」……をあっさり解消

「怒らないコツ」、お伝えします

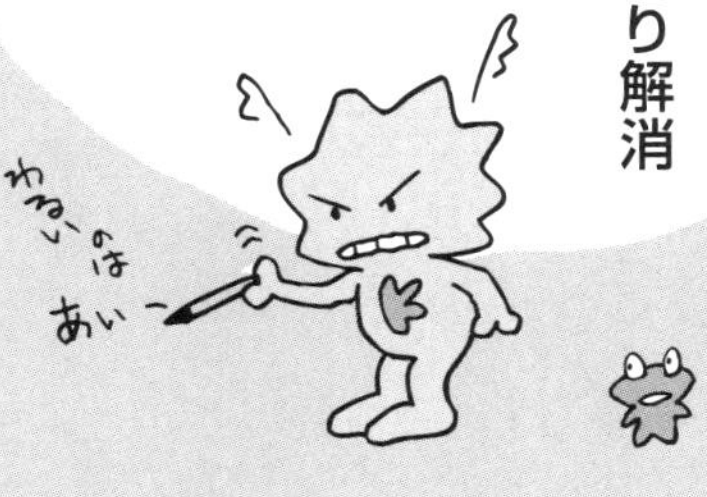

あの人にイライラするのは「心の古傷」がうずき出すから

最近、「怒り」をテーマにした本を書店でよく見かけます。私のカウンセリングでも「すぐにイライラしてしまうんです」と相談される方は多いです。「怒りの構造」は簡単です。

怒りの感情を持つとき、ふつうは、「あの人が悪い」とか、「この環境が悪い」とか、「まわりの出来事」がイライラの原因だと考えます。

しかし、これは順番が「逆」なのです。

「まわりの出来事」が怒りの原因を生み出しているのではなく、**まわりの出来事を「使って」自分の中で怒りを「思い出している」**のです。

心に、ずっと昔にできた古傷があることを確認しているだけなのです。

怒りは、いわばフラッシュバックです。自分で自分の古傷をえぐり、それをまわりのせいにして怒るのです。だから、古傷を早く治さないといけない。

その証拠に、同じ出来事や人にぶつかっても、怒らない人は少しも怒らないのです。

そこで、心の古傷を治す方法をお教えします。

たとえば、誰かに「ダメだね」と言われるとムカッとしてしまう人は、自分が子どもの頃に同じセリフを言われたことを、もう一度思い出してみるのです。

1 古傷を、じっと見つめる
例…親に、「ダメなヤツだな」と言われた過去をちゃんと思い出す

2 古傷を、外気にさらす
例…「親に、ダメなヤツだなと言われた」と、口に出してみる

3 古傷は、過去の傷なんだと気づく

例…「もう、何十年も前の話なんだ、今はそれがコピーされて、思い出してるだけなんだ」と認める

4 古傷は、本当は傷じゃなかったと気づく

例…「そもそも、本当にそう言われたのかな」と疑ってみる

5 古傷を、ぐりぐりしてみる

例…「私はダメでもいい」「私はどうしようもないヤツでもいい」と、笑えるまで口に出して言ってみる

4までうまくできていれば、もう5で古傷をぐりぐりしても、痛みを感じないはずです。

怒りは「思い出してる」だけなんだよ。

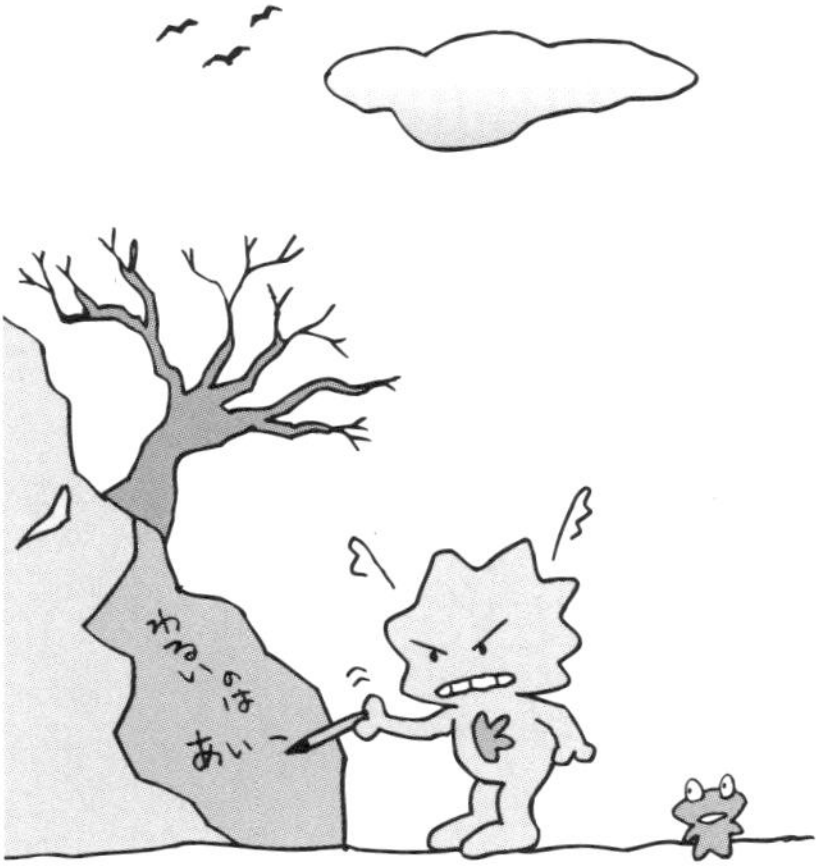

ダイエットと「ショートケーキの法則」

「なんであの人は、あんなことをするんだろう、信じられない！」なんて悪口を言ったり思ったりすること、ありますよね。

「なんで、あんなひどいことができるんだろう、理解できない」と。

テレビを見ていても、政治家、タレントや凶悪犯、どこかの国の事件を見ては憤慨している人も多いのではないでしょうか。そんなとき口にするセリフは、決まって**「私はあんなことしない」**です。

あなたがしないなら、それでいいのに、どうしてそんなに怒るのでしょうか。どうしてそんなに不快に感じるのでしょうか。

その答えは、あなたがそれを「抑圧」しているからです。抑圧しているということは、もともと自分の中に「ある」ということです。

僕はこれを**「ショートケーキの法則」**と言っています。ショートケーキを食べるのを我慢している。太るのがイヤで、れたら、腹が立ちません？

つまり、私にはできない、**自分は我慢しているのに、どうして目の前でそんなことするのよ、おかしいでしょ、**という話です。

はい、勝手な話です。ただ、羨ましいだけだったりします。

そして、自分はなぜケーキを食べないようにしているのでしょう。それは、食べてしまったら、太ったり病気になったりするのが「怖い」からなんですね。

そう、「怖い」のです。怖いから、抑圧する。なのに「あの人」は、その「怖いこと」をやってみせている。だから、見ていて怖くなるのです。

じゃあ、何が怖いのか。それは「そんなことすると嫌われるよ」「そんなことすると痛い目にあうよ」というのが「怖い」のです。

だから、**人が怒るときは「怖がっている」とき**なのかもしれません。

もう一度言いますね。目の前の人に腹が立ったとき、それは、あなたが自分の一部を抑圧している、つまり、自分が「それ」を出さないように必死に抑えている、つまり、**あなたの中にも「それ」は「ある」**ということです。

そして、それは「イヤなこと」ばかりではありません。あなたが、「あの人、好きだな」「憧れちゃうな」と感じるときも、同じです。

あなたにも、その人と同じように素晴らしいところがある。

そう、目の前の人は教えてくれているのかもしれませんよ。

ようは「私は我慢してるのに、ずるい！」の心理です。

なぜか自分の周りに「悪いヤツ」が集まってくる理由

「怒り」の感情を表現できる人と表現できない人がいます。

「怒り」を表現できる人は、わかりやすいですね。すぐにキレるにせよ、ため込んでから爆発するにせよ、まわりの人は「あ、あの人、怒ってるな」と一目でわかります。

そして、怒りっぽい人は「正しいか、正しくないか」「損か、得か」「勝つか、負けるか」思考をする傾向が強いようです。

自分自身のことで「正しい、正しくない」の判断をしているうちはいいのですが、怒りっぽい人はたいてい、他人まで裁き始めますから、そこから問題がいろいろと起こってきます。

一方、怒りを表現できない人は、はためには「怒らない人」と思われていま す。だから、「おだやかでいい人」「優しい人」と思われます。まわりに波風が立つこともありません。

「怒っているけど、その感情を抑え込んでいる」からです。

怒っていることを伝えたら、嫌われるかもしれないから、「やめてよ!」「怒ってるんだよ!」の一言が言えない。そんな自分がイヤで、ますますへこむ――こんな状態が続くと、どういう事態が起きるのでしょうか。

私のところにカウンセリングに来た女性は、怒りもふくめて、自分の感情をいつも抑え込んでいました。

「怒ってはいけない。自分さえ我慢していれば、すべてうまくいくんだから。うん、黙っていよう……。私も悪いところもあるし」

こんなふうに、「自分が耐えればいいんだ」と、「自分にとって一番安全な方法」として、傷ついたまま、怒りを一人でため込んでしまっていたのです。

そして、彼女がおつきあいしている彼は、何かにつけて「お前って、本当にバカだよな」と、彼女に言うのだそうです。

本当はイヤだと思っていたけれど、彼女が笑ってごまかしていたら、彼の発言は「お前って、学習能力ないよな」「こんなことも知らないんだ」と、ますますエスカレートしていきました。

悔しかったけれど、けんかするのもイヤだし、「ま、いいか」って我慢して黙っていました。

でも、ある日とうとう、彼女の抑え込んでいた感情が爆発してしまいました。

「なんでいっつも、そんなひどいこと言うの！」

「私だって、傷つくんだから！」

もう、どうなってもいい、もう、嫌われてもいい。そう思ったら、我慢できなくなって、一気にキレてしまったそうです。感情的な言葉をぶちまけながら、彼女は、「もう、これで全部終わりだ」と、絶望的な気持ちになっていました。

「そうだったんだ、ごめんね」

するとと彼が、申し訳なさそうにこっちを見て、手を差し伸べてくれていました。

「そんなにイヤだったなんて、気づかなかったよ。気づかなくて……ごめんな。今度から気をつけるよ」

「イヤだって、言ってもいいの？　私のわがままなのに……」

「もちろんだよ、言ってくれないと、わからないよ」

「でも……言ったら嫌われると思って……」

「嫌わないよ！　当たり前じゃないか。ていうか、言わずにこうやってあとで爆発されるほうが困るよ」

そう、**本音って、もっと言ってもいい**んです。

怒り、悲しみ、落胆……感情を吐き出さずに心に閉じ込めたままにしておくと、浄化されない感情はどんどんふくらんでいき、**相手を〝悪者〟にして心の均衡を保とうとします。**

すると、相手がどんどん悪者に見えてきて……最後は戦争になってしまいます。

勇気を出して、**〝本音〟を伝え合うことで、もっと自分らしく生きられる。**

〝いい人〟でいようとするあまり我慢ばかりしていると、どんどん自分の「本当の気持ち」を見失いますよ。

小さな「イラッと」を伝えることから。

「わけもなく」冷たくされるのには「わけ」がある

ちょっとしたボタンのかけ違いから、意固地になってしまうことって、ありますよね。

A子さんは心配事があって、昨日は一日中、上の空でした。地方で一人暮らしをしている母親が、体調をくずして検査入院したと、嫁いでいる姉から連絡が入ったのです。

お母さんのことで頭がいっぱいだったA子さんは、同期のB子さんが、「今週の水曜日の夜、一緒にご飯食べない？」と月曜日に声をかけてくれていたのをすっかり忘れて、そのことについて返事もしないまま、会社を出てしまいました。

面白くないのは、B子さんです。

「せっかく、このあいだ旅行に行ったときのお土産を渡しながら、おしゃべりしようと思ってたのに」

好意を無視されて、怒りが収まらないB子さん。

「きっと、覚えていたのに無視したのよ」

「私は、無視された〝被害者〟なんだから、責める権利がある。A子は責められて当然よ」

と、ネガティブな気持ちでいっぱいになっています。

次の日、A子さんがB子さんに「おはよう」と挨拶すると、B子さんは目も合わさずにいます。仕事上のやりとりも、つっけんどんで、とげとげしい感じです。しかも、A子さんのちょっとしたミスにも、険《けん》のある応対です。

「なに、あの態度。私が何かしたっていうの？　それでなくてもこっちは、お母さんのことでまいっているのに……ひどい」

A子さんにしてみれば、突然、B子さんに無視された被害者、というわけです。

あれ？ 何か話がおかしいですね。

善意のお誘いを、A子さんが**悪意なく**気づかなかったことから、不思議なことに二人とも〝被害者〟になってしまいました。このままいけば、「どっちの被害が大きいか」という戦いにエスカレートしそうです。

でも、こういうことって、世の中にはたくさん起こっています。

実はこれ、A子さんの「冷たくされグセ」とB子さんの「冷たくされグセ」がつくりあげた出来事なのです。つまり、二人とも同じことで「反応」しているのです。

こんな〝ボタンのかけ違い〟が起きたときは、どちらかが謝るか、誤解が解けるまで、戦いは終わりそうにありません。

もしかしたら、謝らなくても、いつか戦いは終わるのかもしれません。でも、ずっとイヤな気分でいたくはないし、「いさかいを終わらせたいのは、どっちなんだろう」ということですね。

この場合、終わらせたいほうが先に動けばいいのです。でも、先に「ごめん」って言うのは悔しいし、やっぱり私は被害者だし……。なんて意地を張ってしまうかもしれません。

だから、こんなときは**「じゃあ、どちらのほうが器が大きいか」**ということで勝負してみると面白いですね。

「先に謝る」のと、「後で謝る」のと、どちらのほうが器が大きいかな。

だって、もともとどちらにも〝悪意〟はなかったのですから。

先に「ごめん」って、言ってみよう。

「ダメな人」ほど人に好かれる謎

まずは、ちょっと試してみてほしいのですが、手のひらを出して、その上に、あなたが苦手な人（のイメージ）を載せてみてほしいのです。

その人は、どんな表情をしていますか。どんな声で、どんなことを言っていますか。どんな感じがしてきますか。それをまずは感じてみてください。

それを感じることができたら、次にその人を、自分の胸の中に入れてみてください。はい、イメージだからできますよね。

その際に、「嫌ってごめんね、帰っておいで」って口に出してみてください。

いかがでしたか。

実は、**イヤな人って、自分が捨てた自分の一部**なんです。

自分の中にある、ネガティブな思いや言動が、「あの人」に姿形を変えて、目の前に「これも私だよっ」と現われたのです。

あなたは苦手だけど、周囲には「あの人」のことを苦手じゃない人、逆に好きな人もいるはずです。でも、あなたにとっては苦手、ということは、あなたの中に**「反応の種」**があるのがわかります。

たとえば、家の中に生ゴミが出ました。放っておくと臭いので、家の外に捨てました。すると、家の中は快適になりますよね。でも、家のまわりから生ゴミのニオイが漂ってきます。玄関を一歩出ると、生ゴミが置いてあります。

この**「生ゴミ」が、自分の捨てた性格の一部**なんです。で、それを捨てて、自分だけは「いい人」「快適」でいようとするけれど、そうしようとすればするほど、家の（自分の）まわりが、ゴミ（イヤな人）だらけになってくるというわけです。

では、なぜその性格を生ゴミ扱いして捨てたのでしょう。

私たちには、二つの心があります。

冷たい心と温かい心、弱い心と強い心、怠ける心としっかりした心、ダメな自分とできる自分、その二つがいつも自分の中にあります。

夫には冷たくても、猫には優しいって人もいますよね（笑）。

人には必ず二面性があるのです。


でも、生まれてから今までの間に、まわりから様々なことを言われます。

冷たいのはダメだよ、弱いのも、だらしないのも、不真面目も、できないのもダメだよ、と。捨てなさいって言われた。だから、捨ててきた。

でも、捨てた自分の、冷たさ、弱さ、だらしなさ、できなさには、ちゃんとあなたの名札がついていています。それを拾って届けてくれるのが、あなたのまわりにいる「苦手な人」「嫌いな人」なのです。

冷たくて、弱くて、だらしなくて、ダメな自分も認めてあげることで、本当の自分になれるのです。**自然体で満たされた、いいも悪いもある自分**です。

きれいな自分ではなく、両方「ある」自分。

目の前の生ゴミを、家の中に入れると、目の前から生ゴミ（イヤな人）は消えます。そうすると、家の中はまた汚れる。でも、それが**「いい人をやめる」**ということですね。

目の前のイヤな人に「おかえり」って言って、自分の中に戻してあげてくださいね。

「ダメな人」でいい。ていうか、ダメだし。

「心が飢えてる」から怒るんだ

2章でも書きましたが、僕は先日、三泊四日で、断食道場に行ってきました。その結果、断食前に比べて体重が三・四キロ減になりました。そして、その後の三カ月で、さらに体重をトータルで十一キロ減らしました。

食生活もすっかり変わりました。

それまでの僕は、味の濃いもの、甘いもの、ジャンクなものが大好きで、お腹がすいていなくても、とりあえず食べる、みたいな生活をしていました。

今は薄味が好きになり、甘いものは食べず、お腹がすいたら食べる、という生活に変わりました。

そして、こうした食生活を一カ月近く続けてきたことで、「これって、心のあり方と同じことだ」と気がついたのです。

そこで、僕の中に生まれてきたのが、**「愛の満腹中枢」**という言葉でした。

僕にとっては、食べることは最高に楽しくて、満足感を得られるものなので、それを「断つ」断食なんて、それまでの自分ではありえないことでした。

しっかり食べて、お腹はいっぱいになっているはずなのに、「口が刺激をほしがる」から、また食べる。つまり「満腹中枢」がおかしくなっていたのです。

そして、「愛の満腹中枢」がおかしくなっている人もいます。

本当は、十分に愛されているのに、心が「もっと、もっと」と求める。すると「愛を感じる満腹中枢」「幸福中枢」がうまく働かなくなってしまい、いくら愛されても愛され足りなくなります。

ジャンクフードばかり食べて満腹中枢がうまく働かなくなると、「薄味なんて、物足りない！」と思うように、「愛の満腹中枢」が壊れると、禁断の愛、不倫、セックスなどの刺激におぼれることもあるかもしれません。

僕は「断食」をして、刺激を遮断することで、自分の中の「ある」に気がつきました。そう、自分の中には、脂肪も、エネルギーもたっぷりありました。

そこで、「自分の中にあるたくさんの愛」に気づくための一つの方法として、「断食」ならぬ**「断愛」**をお勧めしています。

「愛情を求めることを、あえて断つ」ことで、自分の中にも「愛」があることに気づけるかもしれません。

僕が断食をしたときは、糖不足でフラフラしました。断愛すると、愛情不足でフラフラになるかもしれません。もしかしたら死ぬほど苦しいかもしれない。でも、それによって「自分の中には、すでに愛がある」ことに気づけるかもしれないのです。

「ここにいるだけでいいんだ」「このままの自分で愛されるんだ」

薄味の幸せ、刺激のない、静かで当たり前の幸せ。
断愛、やってみませんか。

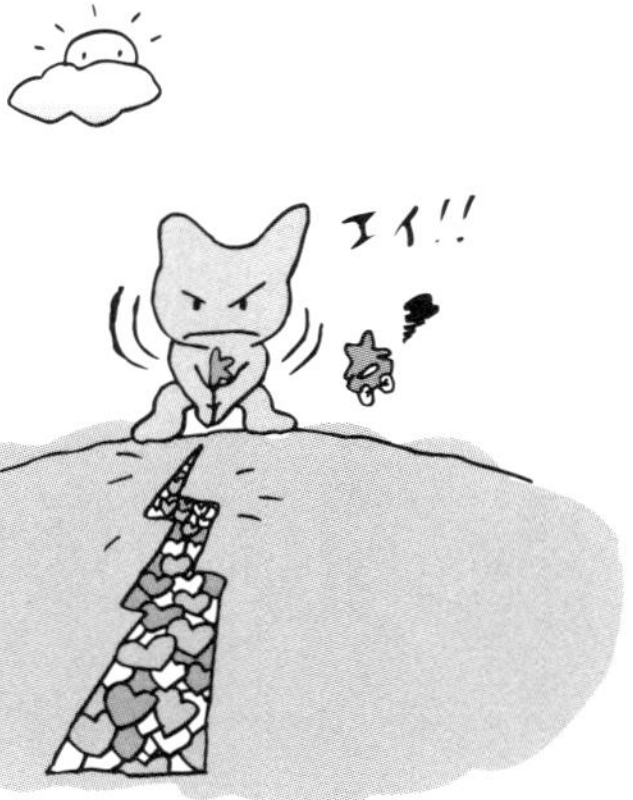

「断つ」と〝ある〟に気づける。

5章

あせらず、あわてず、ていねいに「心の大そうじ」で気持ちすっきり

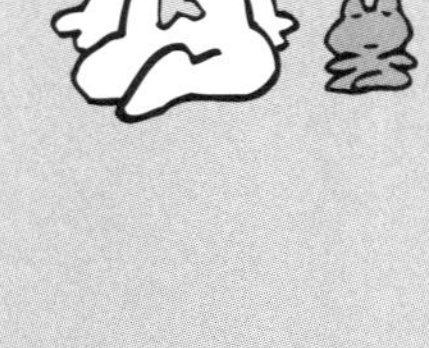

〝感情のザワつき〟をスーッとしずめる法

僕は「心」を扱うことを生業《なりわい》にしているので、クライアントの方たちが癒されて元気になるような、役立つような「心の持ち方」を提案できるよう、いつも心がけています。

でも、自分はそれを実践できるのかというと、そうではないこともたくさんあります。

小さなことに過剰に反応して、感情だけが暴れてしまって、抑えきれずに心が飛び出していくようなこともあるし、自分の「器の小ささ」を思い知るようなこともよくあります。そもそも長年、すねてきましたし。

ただ、「心」を扱う仕事を続けてきて変わったのは、感情がボーンと飛び出してしまったあとのこと。そんなときにも、すぐに心を落ち着けて反省できるようになりました。

また、飛び出しそうになったときに「あ、過剰反応してる」と、感情が暴れ出す前に止めることができるようにもなりました。

何年か前、座禅に参加したときに言われたことがあります。

それは、自分の中で「習慣」となっていることは、無意識にやっていて、「自動化」されているということ。

たとえば、ご飯をお箸でつまんで口に入れて、よく噛んで飲み込む、という一連の動作。これは、テレビを見ていようが、本を読んでいようが、将棋をしながらでもできます。

それは「自動化」されているからです。

座禅の間は、そうした一つひとつの行動を意識化していきましょう、確認しながら行ないましょうということでした。

さらに、「二つのことを同時にやらない」ようにと言われました。

ご飯をお箸でつまんで、口に入れる。次に、嚙む。嚙んでいることを意識しながら嚙む。それ以外の動作はしない。お箸も動かさない。ただ、嚙む。

これを極めると、「嚙む」という「DO」ではなく、「嚙むという存在になる」という「BE」になるそうです。

呼吸も、「息を吸う、息を吐く」ではなく、「呼吸そのものになる」ということを意識してみる。

すると、ザワついていた心がスーッと落ち着いていくのがわかります（完全にできるようになるには、相当の修行が必要らしいですが……）。

感情も同じです。感情が湧き出すままに、思考のままに「自動的に」反応す

るのではなく、悲しかったり、腹が立ったり、へこんだりしたときには、

「自分は今、何に反応したんだろう」

「自分は今、何に反応してグチを言いたくなったんだろう」

「結局何がイヤで、どうして、落ち込んでいるんだろう」

と、じっくり観察すること。

「観察」することで、冷静になることができます。


感情のコントロールは、一朝一夕に身につくものではありませんが、それでも、**自分の心を「意識」して「観察」する**だけで、コントロールできるようになるかもしれません。

これを僕は**「自動」から「手動」に変える、**と言っています。

「自動」だと、勝手に反応してしまって、止めたくても止められません。でも、自動反応する「センサー」に気づいて手動に切り替えれば、自動反応に翻弄《ほんろう》されることもないのです。

たとえ、反応してしまっても、途中で止められるようになるのです。

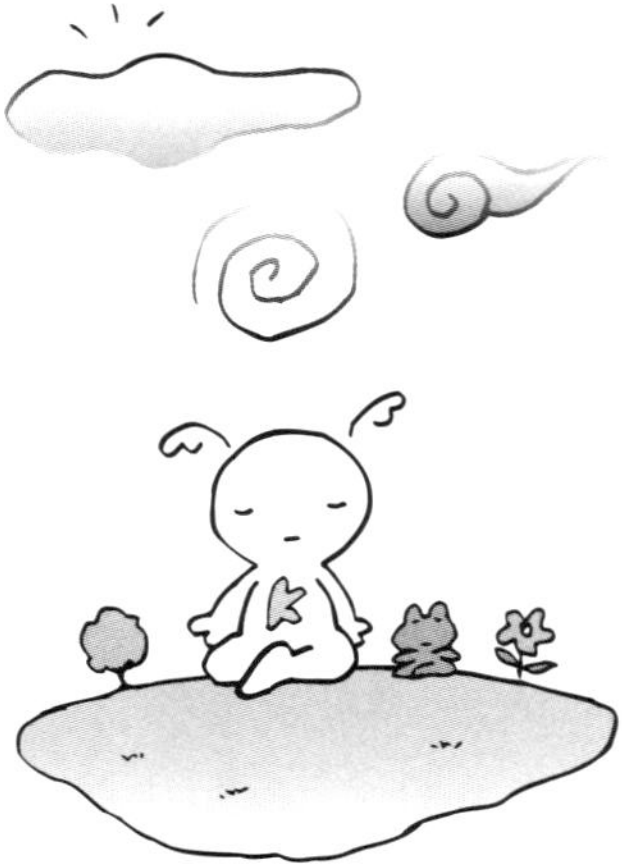

「自動」から「手動」に変えると、人生を「主導」できる。

病気も悩みも〝元〟から断たなきゃダメ

僕は「闘病」とか「病気と闘う」という言い回しが、あまり好きではありません。

というのも、やっぱり**「病気」っていうのは、心と体からの「お知らせ」**だと思うから。お知らせに来てくれた使者と闘うのはおかしいですよね。

「病気」や「痛み」として現われる前に、心や体はちょっとしたサインを送ってくれています。

「もうちょっと体を大切にして」「少し休んだほうがいいよ」って。

でも、「今、そんな余裕はない！」と無視する、気づかないふりをする。

だから、「じゃあ、仕方ない」と、体は「痛み」や「病気」という形で教えてくれるのです。

なのに、それを嫌って、闘って、蹴散らして、抑え込んで……それでは、同じことのくり返しじゃないかなと思うんです。


病気や痛みでつらいときには、**「闘わない」**という意識が必要です。

僕は整体が好きで、よく通い、自分でも学んできました。

そのときに感じたのが、「治してもらう」のではなく、自分で**「治るんだ」と考えることが大切**だということです。

いくら「治してもらって」も、その病気や不調を生み出す原因をつくった日常生活が変わらなかったら、すぐにまた元に戻ってしまうからです。

たとえば、腰痛や肩こりで整体院に行くと、「骨盤がずれたりするから足を組まないようにしてね」などと整体師の先生に言われることがあります。でも

「治してもらえる」と思い、生活習慣を改めなければ、その場で一時的に痛みは取れても、また同じことのくり返しです。

ハイヒールを履き続けている人が、腰痛や外反母趾《がいはんぼし》の痛みに悩むのは当たり前ということです。なのに、その「痛み」という「結果」だけを悪者にして整体に通い続けても、何も変わらないのです。

痛みは、「偏っているよ」ということを教えてくれているだけ。生活習慣の乱れや姿勢の歪み、無理がたたっていることを伝えているのです。

だから、腰の痛みだけとろうとしても、その「背骨や腰が歪んだ本当の理由」を見つけていかないと、いつまでも何も変わりません。

〝心の悩み〟とカウンセリングの関係も、〝体の痛み〟と整体の関係とまったく同じことが言えます。

カウンセリングも、「僕が」カウンセリングでその人を変えるのではないということです。

クライアントの方が、「自分で変わろう」と思っていなければ、その人の置かれた状況はよくなりません。

苦手な人がいる、職場で息がつまる、といった悩みも、本人の考え方や価値観の「歪み」を教えてくれているだけです。

考え方や価値観の歪みとは、これまで書いてきたとおり、物事を「善悪」や「損得」だけで判断しようとしたり、「負けたくないから」と意地を張っているだけだったり、何かを隠そうとして見栄を張ったりすることです。

あなたのちょっと歪んでしまった考えや価値観が、「問題」「不都合な出来事」「イヤな相手」として現われているだけなのです。

なのに、相手を変えようとしたり、職場を移ってみたり、目の前の対処法や環境を変えるだけでは、また同じような悩みが再発します。

「本当の原因はそこ（患部）にはない」ということです。

そう**「悩み」とは、心の思考習慣病**なのです。ちょっと自分の「思いグセ」

という思考習慣を見直してみませんか。そのためには、まず心をゆるめる。

今まで「×」をつけてきた価値観に、「○」をつけてみる。「それもありなんだね」と受け容れてみる。そうすると、心も体もゆるみ始めます。

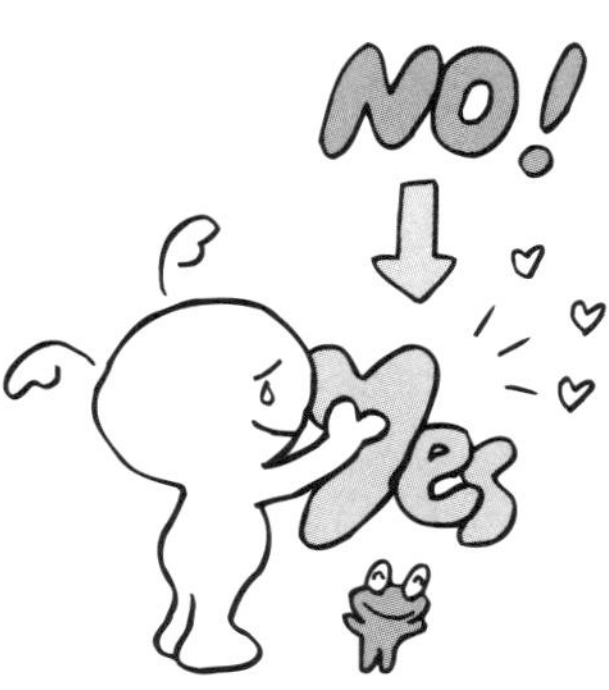

〝痛み〟が「偏り」を教えてくれる。

「服」を見れば「心」が読める？

ある本で読んだのですが、内臓がきれいな人は、肌もきれいなのだそうです。

だから、アトピー性皮膚炎などは、実は、〝内臓の叫び〟なのだとか。肌荒れも、内臓が疲れているサインなんですね。

僕も、口内炎がよくできていた時期があって、そういうのも、内臓のトラブルや食べ物に問題があると聞いたことがあります。

つまり、内臓の調子を、内臓も「持ち主」にお知らせしたいわけです。調子のいいときは、お肌をツルツル、ピカピカにして。逆に調子が悪いときは、吹き出物や肌荒れの形で。

皮膚を使うのは、「目に見えるほうが気づいてもらえるよね」なんて、外からは見えない内臓が考えるからかもしれません。

同じように、**人は無意識に、自分の心の中を外に表わしていきます。**

それは、髪形だったり、表情だったり、言葉だったり、服装や持ち物だったりします。

以前の僕は、自分の髪形や服装について、とても無頓着でした。

自信もなかったのでしょう。地味な色や、無難なデザインの服ばかりを選んでいたと思います。実際、心の中も暗く、何事にも地味で無難な選択ばかり。

それが、はじめての本を出したときに、人前に出る機会が増えるのに、さすがにこのままではいけないと思い、スタイリストの方に協力していただくことにしました。

すると、それまで自分が選んだことのないような服やカバンを、次々と提案してくれます。そして値段も、今までに使ったことのないような額ばかり。

しかし、それらの服に身を包まれていると、不思議に心が落ち着いて、自信が湧いてくるのです。

ああ、今まで「自分に」無頓着だったんだな、どうでもいい安物のように自分を大事にしていなかったんだな、そんなことを改めて感じました。

見た目ばかりを気にするのもどうかと思いますが、心が沈んでいるときに明るい色は選びませんよね。

自分の見た目には、自分の心が表われます。

逆に、自分の見た目にきちんと気を配れば、それに応じるようにして、中身も変わってくるのかもしれません。

〝形から入る〟のも、効果的。

「悪いこと」が起きたときの対処法

人生には、いくつものターニングポイントがあります。
進級、進学、就職、結婚、出産、昇進、退職など。
落第、不合格、転校、離婚、降格、事故、リストラなども、そうです。
共通することは「出会いと別れ」です。
そして、まわりの環境が変化するということ、立場が変わるということ。
つまり、人はいつまでも同じ場所にはいられないということです。
変化し続ける。成長し続ける。
出会いと別れをくり返す。
でも、変化って怖いものです。

慣れ親しんだ場所を離れることは、ふつう大きなストレスになる。けれど、それを前向きに楽しめる人もいます。

いずれにせよ、ただ一つ共通していることは、変化は誰にでも必ずやってくる、ということです。イヤだと思っていても、卒業の日は必ずやってくるし、いつか別れは訪れます。

環境が変われば友人も変わるし、家族が増えたり減ったりもします。仕事がうまくいくこともあれば、失敗したり、業績が伸びないことも当然ある。

好かれることも、嫌われることもある。感謝されることも、非難されることもあるでしょう。

しかし、そういったどんな変化にぶつかっても、それらの出来事を**「ほう、そうか」とただ受け容れてみる。**

お前が悪いと言われたら、「ほう、そうか」。

別れようねと言われても、「ほう、そうか」。

誤解されても、「ほう、そうか」。


この「ほう、そうか」は、江戸時代の禅僧で白隠《はくいん》禅師という方のエピソードで知り感銘を受けて以来、「心の持ち方」の標語としている言葉です。

お寺の近所の未婚の娘が妊娠したときに、子どもの父親を問いただされて、苦し紛れに「白隠禅師が……」と言ったそうです。

それを聞いた娘の父親がお寺に怒鳴り込み、赤ん坊を押しつけてきましたが、禅師は「ほう、そうか」と静かに応えて、その赤ん坊を引き取って大切に育てました。

この噂は町中に広がり、白隠禅師の評判は地に落ちました。しかし禅師はまったく意に介さず、落ち着き払っていました。

やがて、罪悪感に苛《さいな》まれた娘が、「実は、禅師の子どもではなかった」と真実を打ち明け、父親がそれを詫びて子どもを引き取ろうとしたときにも、禅師は「ほう、そうか」と渡したというエピソードです。

いいことも、悪いことも僕たちの身には必ず降りかかります。どうしても「いいこと」だけを欲しがるのも仕方のないことです。

でも、そんな「悪いこと」も、我が身に引き受けるという覚悟ができたとき、つまり「悪いこと、来いやー」と言えたとき、人生が変わり始めるのかもしれません。

「ほう、そうか」と言いたくないこともある。言えないこともある。

そんなときは、その言えない自分に「ほう、そうか」だね。

そうして、何があっても「ほう、そうか」と笑顔でいられる。一見、凡庸に見えて、自分がないように見えて、ちゃんと自分を持っている。

すごく修業がいりますね。

でも、そんな人生を歩んでみたいと思いませんか。

大きな器で「ほう、そうか」。

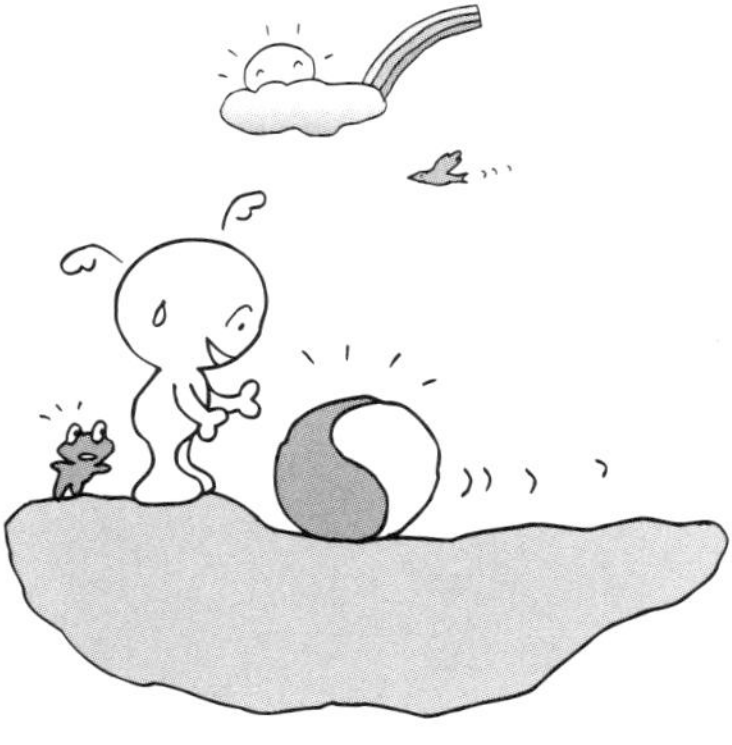

6章

心の芯から癒される

「なんだか、疲れた～」ときに効く言葉

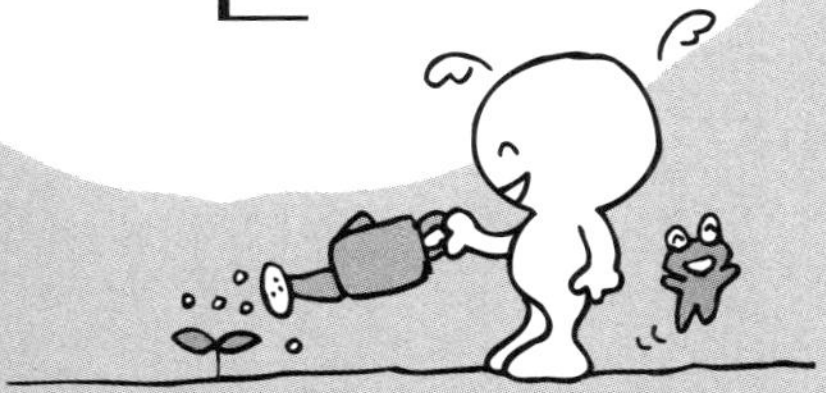

「めんどくさいこと」に、あえて心を込めてみる

「忙しくて、毎日少しも気が落ち着かない」

「もっと時間があれば……」

そんなふうに、時計の針に急《せ》かされるようにして、一日を過ごしているあなた。

あれもしなくちゃ、これもしなくちゃ、と考えていると、その何もかもが、おっくうに思えてくるかもしれません。

けれど僕は、そんな**「めんどくさいこと」「短時間でパパッとすませてしまいたいこと」をていねいにやってあげればあげるほど、逆に心にも時間にも、ゆとりが生まれる**のではないかと思います。

たとえば、やかんで湯を沸かす。葉っぱでお茶を入れる。珈琲をひいてドリップする。
鉛筆をナイフで削る。ワープロではなく、肉筆で字を書く。電話ではなく会いに行く。
料理に手をかける。ゆっくり胡麻《ごま》をする。
靴ひもを結ぶ。脱いだ靴をきちんと揃える。

無意識に、何気なく、便利に、インスタントにやっていたことを一つひとつ、ていねいにやってみるのです。

めんどくさいことを、ていねいに。
一つひとつの動作に、気持ちを込めてみる。
便利さの裏に隠された「流れ作業」を止めてみる。

すると、自然に心が落ち着いて、**〝大切な何か〟**に気づいてきます。

便利さは、快適で生活を便利にします。

だけど、そこから心が抜けていくように感じるのは、たぶん気のせいではないと思う。

「今」この瞬間を生きるために、ゆっくりと、噛むように、めんどくさいことを、しよう。

ごはんを百回、噛んでみよう。

種をまいて育てたから、実がなった

今のあなたは、今までのあなたの「努力のあかし」です。

カウンセリングに来た女の子に、

「いつも、かわいいね」

って言ったら、

「かわいくしてるからだよ」

と言われました。

そうか、がんばってるんだね。

時間も手間もお金もかけて、かわいくなれるように努力しているから、かわいい。

うん、当たり前のことだね。


僕も、おかげさまで「すごいね」って言われることがあります。自分では意識していなかったとしても、「すごくなれるように、してきたからだよ」ということなんだよね。

時間と、手間と、お金を惜しまずに、いいものを提供できるよう、努力してきたからだね。

ある意味、そうだ、当たり前なんだ。自分の「今」があるのは、「今まで」の積み重ねがあったから。それだけのことだ。


同じように「ダメだね」って言われることがあります。

「ダメにしてきたからだよ」ということなんだよね。

逃げて、言い訳して、怖がって、他人を責めて、自分を粗末に扱って、ウソをついて、失敗しようとがんばってきたから。
そうだ、当たり前なんだ。
これから、どうしよう。

「そう」したから、「そう」なってる。

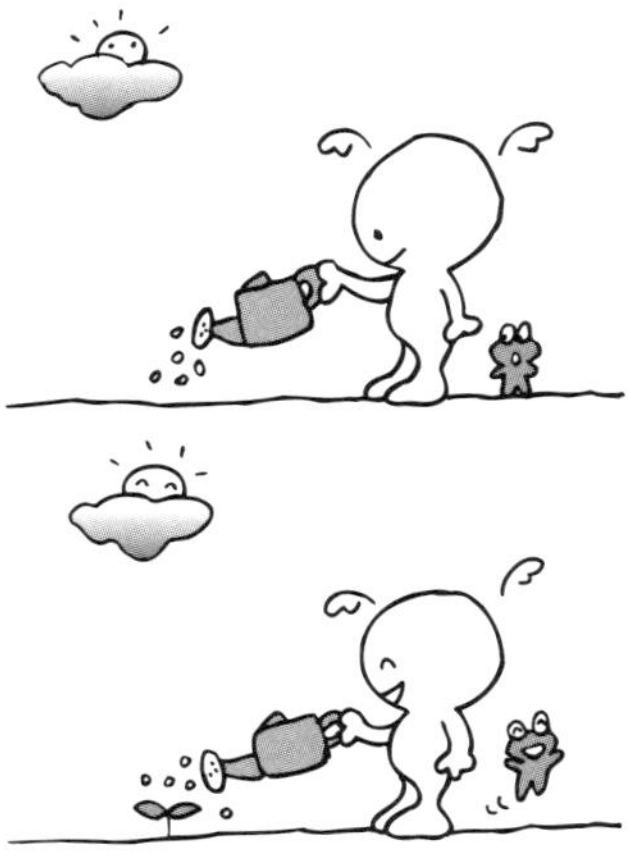

おだやかな人ほど「呼吸」が深い

イライラしたり、不安になったり、緊張したり、落ち込んだり、パニックになったりと、僕たちの日常では心が「平常」の状態でいられなくなることもあると思います。

そんなときに、一番簡単で、一番効果があるのが、実は**「深呼吸」**なんです。

これは、僕がカウンセリングの現場でも感じることなのですが、感情的になっている人に、「落ち着いて！」と言っても、そんなにすぐには気持ちが落ち着きません。まず無理ですね。

そんなときには、

「ゆっくり、深呼吸してみましょう」

と声をかけるのです。すると、しだいに落ち着いて、心に余裕が出てきます。

感情に翻弄されているときって、実はきちんと呼吸ができていないんですね。

だから、「深呼吸しよう」って言っても、できない人も多いものです。

悩みごとや心配ごとがあるときは、体が前かがみになって、肺を押しつぶすように体を縮こませていることも多いので、呼吸が浅くなりがちなのでしょう。

ソファーにふんぞり返りながら不安に悩む人は、あまりいないはずです。

武道をやっている人も、達人ほど呼吸がゆっくりで、凡人ほど余裕がなくて呼吸が速くて浅いそうですよ。

「呼吸」は、意識しなくてもしているし、意識して速めたり、ゆっくりさせたりすることもできる。つまり、意識と無意識の境目にあるのです。

だから、**呼吸をコントロールできれば、感情もコントロールできる**のです。

意識して、**ゆっくりと、深呼吸**してみてください。

不安がいっぱいのときは、深呼吸さえできないかもしれません。そして、呼吸がどんどん浅くなって、背中が丸くなって、どんどん気持ちが縮んでいく。

そんなときこそ、少しずつでもいい。

ゆっくり息を吸って、少し止めて、またゆっくり息を吐く。

ゆっくり、ゆっくり、ゆっくり、そして、大きく、大きく、大きく深呼吸しよう。

ほら、段々落ち着いてきた。

今、ゆっくりと深呼吸。

「妄想力」のある人ほどハッピーに生きられる

過去に失敗したことを考えると、今でも冷や汗が出たりしますよね。

過去にこっぴどく怒られたことや、ひどくイヤなことを言われたことを思い出すだけで、鼓動が速くなったりすることもあります。

エッチなことを考えるだけで、体が反応することもありますよね（笑）。

つまり、僕たちは、イメージする内容しだいで、体を緊張させたり、喜ばせたりすることができるわけです。

では、どうせなら、**楽しい想像や、嬉しい未来をイメージして、体と心を、細胞の一つひとつを喜ばせてあげたい**と思いませんか。

さて、宝くじが当たったら何に使おう。次のボーナスが入ったら、何に使おう。

来月、海外旅行に行ったら、あれをしてこれをして、あれを食べて、これを観て、夜は……ムフフ、と**これからやってくる楽しみのことを考えてみる**だけでも、未来のことなのに「今」、体と心が元気になれます。

たとえば僕の場合は、この本が百万人に読まれていることを想像するだけで、この原稿を書いていることが楽しくなります。そして、ドラマ化されて、女優さんと仲よくなって……と（ドラマになるような本ではないですが）、妄想は膨らみます。

これからの楽しい想像、そう「妄想」でもいい、調子のいいこと、うまくいく想像をしながら、体と細胞を元気にしていくと、いつも笑顔で楽しくなれるかもしれませんね。

そうして、いつも「機嫌」がよくなると、少々イヤなことがあっても「たいしたことない！」と笑いとばせるようになりますよね。

調子のいい想像をして、ニヤニヤしよう。

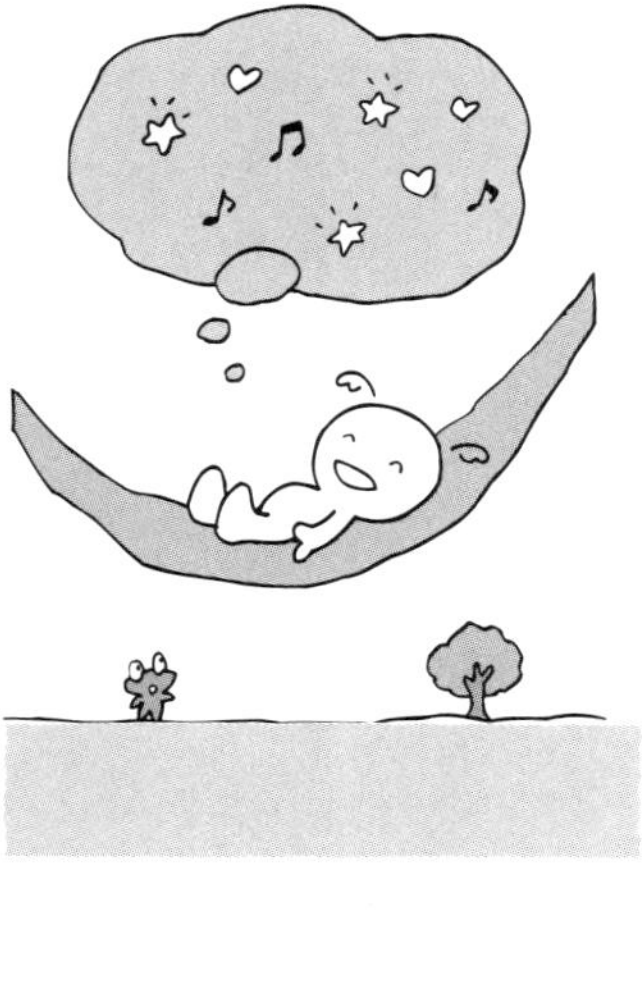

「どっちの道を選ぶか」迷ったときの考え方

進学、就職、転職、パートナー選びなど、人生の岐路に立ったときや決断のとき、「どっちを選んだほうが得かな、どっちを選んだほうが早いかな」と、いろいろと考えを巡らせます。

Aにしようか、Bにしようか。Cはイヤだな、と。

けれど人生って面白いもので、Aを選ぶと、結局はBもしないといけなくなって、最後はCもやるはめになる、ということが多くないですか。

僕も昔、Aというセミナーに行きたい。こっちは内容が盛りだくさん。でも、Bという勉強会にも行きたい。こっちはとても専門的。

どっちのほうが得かな……いろいろか、専門的か……。

うーん、やっぱり「いろいろ」のほうが得だし、近道かなと思って参加してみましたが、専門的なことも学びたくなって、結局は両方受けてみた、ということがありました。

そして、AとBを活かすには、一番避けていたCも学ぶ必要があることに気づいたのです。

こんなのはまだいいのですが、避けたつもりが、姿を変えて（さらにバージョンアップして）、目の前に現われたりすることもあります。

自分の父親みたいな人がイヤで、ま逆のタイプに見えたAさんという人と結婚したけれど、なんだか物足りなくなって、結局、父親みたいなBさんと不倫。Aさんと別れてBさんと結婚してみたら、やっぱりイヤになって別れて、実家に帰って父親と二人暮らしが始まった……みたいに。

ようはどれが先か、ということ。

「損はしたくない」と思っていると、結局は損をしたり、「得した」と思っても、結局は損をしたり。

カウンセリングをしていても、どっちがいいと思いますか、と訊かれることがあります。

正直、僕にもわかりません。

「離婚したほうがいいですか、しないほうがいいですか」
「この勉強、続けたほうがいいですか、あきらめたほうがいいでしょうか」
「会社を辞めたほうがいいでしょうか、続けていてもいいでしょうか」
などですね。

どちらを選んでも、正解だと思います。

行く道はいくつもに分かれているけど、最後のゴールは同じ。

むこうの街まで行くのに、この山を越えるにしても、森を抜けるか、川沿いに行くのか——でも、結局は山を越える。

どっちにしても同じだから、「損得」ではなく、**「好き」なほう**を選びましょうか。

「損得」より「好き嫌い」で選ぼう。どれを選んでも、すべて正解なら。

7章

明日がもっと楽しみになる「心の習慣」

気分よく生きると、「いいこと」続々！

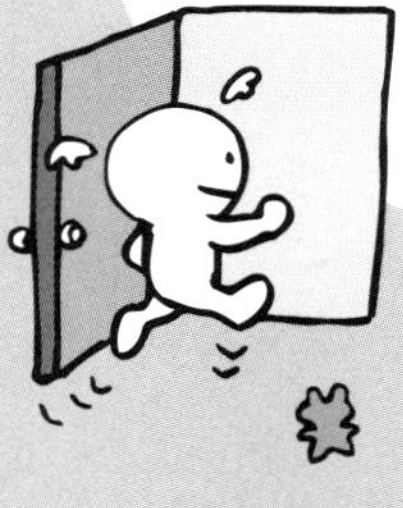

「あんなふうに、なりたい」気持ちを大切に温める

「あんなふうに、自分もなりたい」と憧れること、ありますよね。
その憧れに近づくために、どんな「道」を進めばいいのか。
探して、見つからなくて、悩んで、もがいて。
その人みたいになれる「近道」を見つけようとしても、見つからない。
だって、「自分の道」は自分の中にしかありませんから。
「答え」は自分で探すしかない。
つらいです、しんどいです。

サラリーマン時代の僕にも、

「あんなふうに、心理学のセミナーができるようになりたい」

という憧れがありました。

有名な講師が主宰するセミナーに行っては、才能の違いに打ちのめされたり、自分の現状と比べては落ち込んだり。

「自分で会社をつくるなんて、すごい」

「あんなにたくさんの本を出せるなんて、すごい」

でも、**「あんなふうに、なりたい」――それを道しるべとして、進んでいくしかない。**自分で道を切り開いていくしかない。

「あんなふうに、なりたい」を刺激として、まだ見えない自分を探していく、創っていく。

そのための第一歩が、「今、自分がいる場所」をしっかりと確認すること。

その上で、「足りないスキル、能力」を補っていくこと。

そのために、僕はまず心理カウンセリングの勉強を始め、マーケティングを学び、十九年間お世話になった会社を辞めて、自分の会社をつくりました。ブログやメルマガを始め、カウンセリングルームをレンタルし、ホームページをつくり……と、一つずつ、「あんなふうに、なりたい」に近づこうと、道を切り開いてきました。

そして、いざ自分で始めてみたら、会社をつくることも、セミナーを始めることも、思っていたよりも、怖くなかった。

そうしていくうちに、「本を出しませんか？」「一緒にやりませんか」……と、「ええ、ほんとにいいんですか!?」と自分でも驚くようなお声がかかるようになりました。

とはいえ、すべてが順風満帆だったわけではなく、予想外のトラブルや軌道修正、うまくいかないことに落ち込んで、のたうちまわったこともありました。

そんな自分にダメ出しをして、変えたくて、実績をつくって自信を保とうとして……と、気がつけば会社員時代と同じことをくり返してしまっている自分に気がつきました。

そして、そんな「できない自分」「どうしようもない自分」にきちんと向かい合い、隠さず、認めることにしたのです。

これが、自分なんだ。隠しても隠せないものなんだ。できなくて、弱くて、見栄っ張りで、魅力がなくて、ダメなところがあるんだ、と。

すると、はじめて「どうしようもない自分」のことも認められるようになってきたのです。

「あんなふうに、自分もなりたい」をかなえるには、今の自分はどうなのか、今の自分はどこにいるのかを、冷静に見ていくことが大切。

そこでわかった「いい自分」「ダメな自分」、その両方が、今の自分。

その両方を認めたとき、はじめて**自分だけの「道」**が見えてきます。

そして気がつけばいつの間にか、「あんなふう」になっているんです。

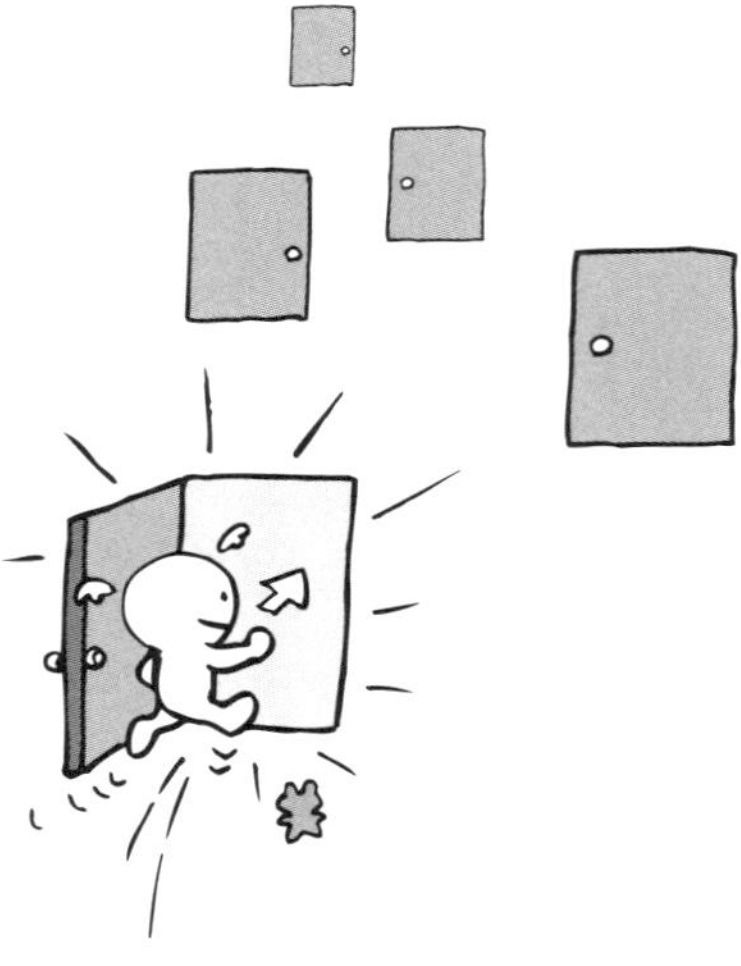

答えは、自分の「ダメ」の中にある。

今の仕事は〝天職〟のための準備体操なのかもしれない

「天職を見つけたい、自分には今の仕事よりふさわしい仕事があるはず」と天職探しをしている人をよく見かけます。

僕もずっと探していました。そして、おかげで、今は天職と言えるような、このお仕事を「させていただいている」という実感を持っています。

でも、こうなってみてわかったことですが、今の仕事を楽しく感じられるのも、うまくいくのも、すべて「前の仕事」があったからなのです。

学生時代のアルバイトから始まり、前の仕事で経験したこと、体験したことがすべて今の仕事の役に立っている。

だから、そう考えると、

「ずっと天職のための準備をしていたんやなー」と思うのです。

でも、当時はそんなこと、全然わかりません。

ただ、無我夢中に目の前の仕事に取り組んでいました。

次々と新しい仕事、新しい役割を与えられ、さまざまな挑戦をし、必要な知識と技術を順番に習得していきました。

僕の場合は、佐川急便という運送会社で、朝早くから夜遅くまで走り回り、内勤・営業・企画・教育・イベント・プレゼン・経営……と様々な体験をさせていただき、その都度、背伸びしたり楽しんだり苦しんだりして、成長させていただきました。

そして、そのすべてが、今のカウンセリングや、セミナー、スクール、執筆、社長業と、すべてに役に立っていることに気づいたときは衝撃でした。

前職での教育の仕事が、そのままカウンセリングやセミナーであり、前職でのイベントの仕事では、セミナーやスクール開催のためのノウハウが蓄積されていました。また、社内の広報や通知をしていたことが、今の執筆に力になっていますし、経営に携わったことは、自分の会社を経営していくにあたって、そのまま役に立ちました。

つまり、ずっと今の仕事のためのトレーニングを、お給料をいただきながらさせていただいていたのです。

今やっていることが天職とは思えなくても、**いつか、天職に出会ったときのために必要なものを学んでいる最中**なのです。目の前のことに苦しみながら、楽しみながら、チャレンジしていきましょう。

そうして天職に気づいた人は、みんな同じことを言います。

「やっぱり、これか」

今のその仕事、「天職のための準備」かもしれない。

「辞めてもいい」と思うと、「続けてもいいか」と思える

前に書いたとおり、僕は、前職は十九年勤めました。しんどくても、つらくても、ときに絶望しても、続けました。

同時に、その間に、嬉しいこと、楽しいこと、充実感、幸せ、驚き、いろんなことを体験させていただきました。

「仕事を辞めたい」と思ったのは、本当に絶望していたときの数度だけでした。でも、そんなときも「負けてはいけない」「辞めてはいけない」と強く思って、歯を食いしばってやってきました。

今思うと、あの頃の自分はウツっぽかったのかもしれません。そして、「ああ、あのとき、辞めなくてよかったな」と思っています。

でも、同じように、**苦しくて苦しくて仕方ないときには「辞める」という選択肢も当然あっていい**のです。

そして僕は、今の仕事に出会って、あんなにしがみついていた前職をあっさりと辞めてしまいました。

もし、あの苦しかったときに、辞めていたらどうなっていたんだろう。

あるいは、今の仕事のために辞めていなかったらどうなっていたんだろう。

「定年まで勤めあげないと」と思っていたら、どうだったんだろう。

きっと、そこそこに出世して、それなりの人生を送っていたとは思います。

「辞めてはいけない」「くじけてはいけない」「こんなことぐらいで」「負けてはいけない」そう歯を食いしばりすぎて、ポキッと心が折れそうになっている方も、心屋のもとには来られます。

そんな方は「負けてはいけない」「辞めてはいけない」という、「べき」で固まっています。

そういう方に「辞めてもいいんですよ」と、一言声をかけるだけで、ふっと心と体がゆるむこともあります。「え!? いいんですか!?」と驚かれます。

それまでは「辞めてはいけない」「絶対に続けなければいけない」という一つの価値観、一つの考え方しか選択肢はなかった。

そこに**「辞めてもいい」という、もう一つの「選択肢」を加える**ことで、その中から**自由に「選べる」**ようになるのです。

すると、「ま、もうちょっと続けてみてもいいか」と、気が楽になったりします。

「辞めてもいい」、これは「辞めよう」でも「辞めなさい」でもないのです。

「辞めてもいい」ということには、「続けてもいい」も含まれるのです。

「辞めてもいいか」と、ちょっとつぶやいてみてください。

心がゆるんで、肩にしょい込んだ荷物がおろせるかもしれませんよ。もちろん、ほんとに辞めてもいいですし、ね。

辞めてもいいし、辞めなくてもいい。

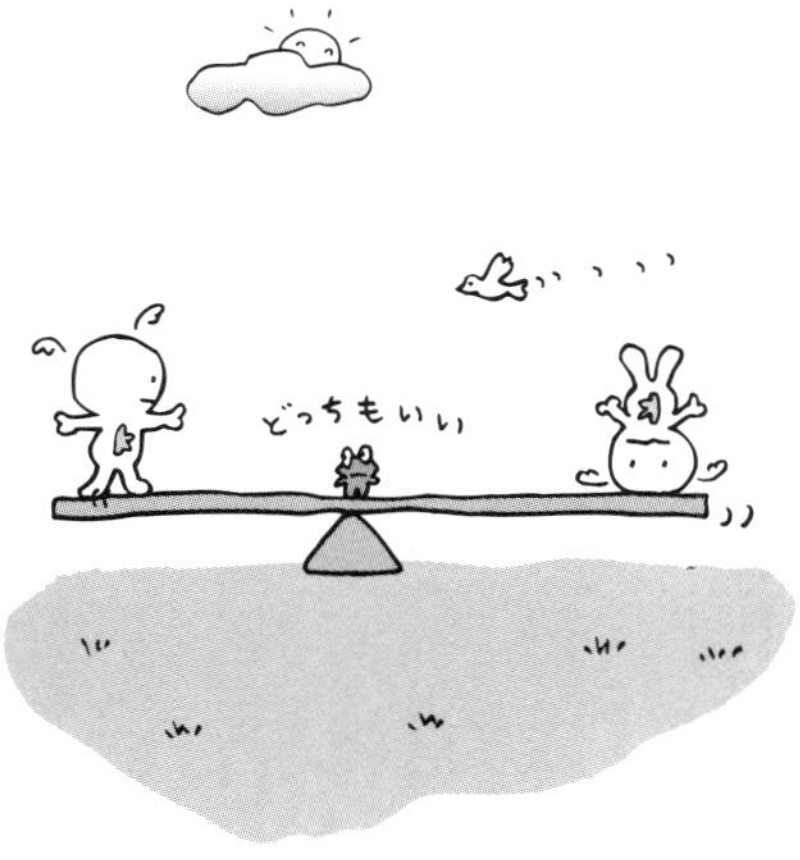

たくさんの人に〝感謝〟されるとお金もたくさん集まってくる

お金持ちになりたい、成功してたくさん稼ぎたい、と思う人も多いでしょう。
僕もずっとそう思っていました。
そして、一生懸命にがんばっているものの、空回りする日々が続きました。
もちろん、お金持ちになんてなれない。
ところが、あることをきっかけに流れが変わったような気がします。

そのきっかけとは、「お金をたくさん稼ぎたい」ではなく、**「たくさんの人を喜ばせよう」**と、心の中の思いを変えたことです。
「稼ぎたい」というのは、言い方を変えれば「奪いたい」ということです。

「お金をたくさん稼ぎたい！」と口に出すことは、「奪いたい、奪いたい。もっとくれくれ！」と叫んでいるのと同じこと。

そんなこと、隣で叫ばれたらイヤですよね。


逆に「あげる」「どうぞ」って言われると嬉しい。

お金でも、モノでも、サービスでも、安全でも、愛情でも、人は「減る」と不安になり、「増える」と喜びます。ええ、体重以外は。

つまり「どうぞ、差しあげます」というメッセージに、人は喜ぶのです。

「どうぞ」と言われて、それを受け取った人は、心が満たされます。満たされると、その人はその豊かさを誰かにおすそ分けしたくなる。そうやって、豊かさはめぐっていきます。

言葉を換えると、**「ありがとう」をたくさん集めると、お金持ちになれるん**ですね。

つまり、稼ごう、奪おうとするのではなく、あげよう、喜ばせようとした人が豊かになるということです。

たくさんの人を笑顔にした人が、豊かになる。その結果として、お金持ちになる。

でも、こう話すと「世の中には、たくさんのことに奉仕しているのに、貧乏な人もいますよ」って言われます。

その人は、お金はもらえなくても、お金持ちでなくても、**「お心持ち」「心の大富豪」**なのかもしれません。

お金はなくても、たくさんの愛情や思いやりに包まれて、幸せに暮らしているのかもしれませんね。

「お金持ち」と「お心持ち」、どっちも豊か。

もしも、山ほど貯金があるとしたら……

「お金のために働いてます」

「生きていくために、我慢して働いてます」

「だから、好きなことをやる時間もお金もないんです」

カウンセリングに来て、そんなふうに言われる方がいます。

それじゃあ、山ほどお金があったら、こういう方はどうされるんだろうなと思います。

僕は、山ほどお金があって「もう働かなくてもいいよ」って言われても、やっぱり今と変わらずカウンセリングをしていると思います。セミナーをしたり、本を書いたり、旅をしたりしていると思うのです。

もしかしたら、今より忙しくしているくらいかもしれない。

こうやって今あらためて考えてみると、僕は自分のしたいことができているんだなぁと思います。

さて、あなたに同じ質問です。

「山ほど貯金があるとしたら、何がしたいですか」

そこで出てきた答えが、あなたの「生きる道」かもしれませんね。

お金があっても、やっていること。それがあなたの「生きる道」。

「簡単にできないこと」ほど、面白い

「頭ではわかっているのに、なかなかうまくいかない」

「どうしたらいいのかわからなくて、なかなか先が見えてこない」

これは、別に心の世界だけに限ったことではありませんね。

勉強も、仕事も、スポーツも、楽器も、絵も、落語も、漫才も、料理も、育児も、商売も、武道も、書道も、茶道も、華道も、香道も、ぜーんぶ、同じ。

つまり、人生そのものでしょう。それが、これ。

「そんな簡単にできてたまるか！　面白くないやろ」

ということです。

失敗して、試行錯誤して、また失敗して、その難しさを乗り越えて、少しずつ成長していくのが面白いんですね。

そんな、なんでもスッ、スッって楽にできたら……できるにこしたことはないけれど、おもろないやん。

だから、少しずつ、少しずつ、少しずつ、うまくなる、わかるようになる。

何度も何度も、くり返すことで、**あるとき、突然「ポン」と音がするように、できる、わかる。**

楽しみながら、コツコツ、成長しよう。

それが、僕たちの目指すところです。

「気がついたら、できるようになっていた！」が面白い。

〝過去の選択〟の集大成が「今の自分」

人が「どうしたらいいと思いますか？」と他人に意見を求めるとき、実はもう本人の中では、答えが決まっていることが多いものです。

だから、僕は「どうしたらいいと思いますか？」という質問には、基本的に「知らん」と言いますし、「こうしたほうが、いい」というアドバイスも極力しません。

だって、何を言っても、**その人は、その人が決めたようにしか動かないんだから。**

だから**「あなたは、どうしたいんですか」**なのです。

ちょっと厳しく聞こえるかもしれないけれど、今そこにあなたがいることも、あなたが自分で決めた結果です。

だって、あなたには職業選択の自由も、引っ越しする自由も、あるんですから。誰とつきあうのかだって、法律で決められているわけではないのです。

家を出たい、離婚したい、こんな会社にいたくないと散々言いつつ、そこにいる。

「それって、どうよ」ってことですね。


その「まだ、そこにいる理由」に感謝してみよう。

「家を出たいけど、まだ親に学費を出してもらっている」

「離婚したいけど、子どもたちが片親になってしまうとかわいそう」

「こんな会社にはいたくないけど、今進行しているプロジェクトが完成するまでは辞められない」

……などなど。

きっと、「自分はこんなに恵まれていた」ことに気づけるはず。

人生は、ある意味、気合と根性と**「意志」**です。

そう僕は思っています。

「好きなことをするぞ」という意志。

そして、どんな状況におかれても、**「楽しむことを選ぶ」**という意志。

これは、つらいことはなるべく避けたい、といった「楽しいことを選ぶ」意志とは違うんです。

人が相談するときは、たいていもう自分で決めている。

〝ほめ言葉〟は素直に受け取っておく

人って、案外、自分のことは見えていないものです。

たとえば何かに秀でていても、それは自分にとっては当たり前のことすぎて、他人から見ればすごい才能なんだって気づかないことも多いようです。

人から「ぜひ○○さんに」と仕事を頼まれたとき、人から「あなたは、□□ができるよね」って言われたとき、「○○ちゃんって、すごいね」とほめてもらえたとき、「それ、すごくいいね」って言われたとき……。

もしかしたら、「これって、私の才能なのかな？」と素直に受け取ってみる。

人ってなかなか受け取れないんですよ。
「いや、そんなことないよ」とか「みんなできるよ」とか「大したことないです」とか「まだまだですよ」とか。

あなたも、「こんなのできて当たり前」と思い込んで、自分の才能に気づいていないのではないですか。

たとえば――

☆ずっと同じ作業ができる
☆きちんとした敬語を使える
☆家事を毎日できる
☆人の話を、じっくりと聞ける
☆英語が話せる
☆体が柔らかい
☆若く見られる

★化粧が上手
★パソコンに詳しい

僕から見れば、大尊敬です。

でも、本人はなかなか受け取らない。「大したことない」「みんなできる」と。

そして、「自分には才能がない……」なんて嘆いてみる。

おいおい、ですよね。

当たり前すぎて見えなくなっている自分の才能、それは、人が教えてくれます。受け取ったもの勝ちですよ。


「こんなの、できて当たり前」の中に〝才能〟が埋まっている。

「ふと」思ったことは神様からのメッセージ

先日、「直感を鍛える方法ってあるんですか」と訊かれました。

僕はあると思っています。

それは**「思ったことを、やる」**ということ。

ただ、それだけです。

思ったことを、すぐにやる。つまり**「気になった」ものを見逃さない**ということです。

僕は、カウンセリング中にもこれを実行しています。

たとえば、カウンセリング中に、「ふと」頭の中に「お好み焼き」という言

葉が浮かんだら、

「最近、お好み焼き食べました？」

なんていう感じで、あえて口に出します。すると、

「いや、私、お好み焼きは嫌いなんです」

「え、どうして」

「イヤな思い出があって……昔お母さんが……」

と、問題の核心となるものに、いきなりたどり着くこともある。


でも、人って何かを「ふと」思いついても、案外動きません。損得を考えたり、空気を読んだりして動かない。これって、とてももったいない。

先日も、国宝の「風神雷神図屛風」で有名な建仁寺に参拝したあとに、「ふと」思い立ってひき返したら、クライアントさんと、ばったり遭遇しました。

さらに、別の日、仕事を終えて事務所を出て、「ふと」思い立って事務所に戻ろうとしたそのとき、見覚えのあるシルエットの人とすれ違った。でも、そ

の人は、今は大阪にいるはず。こんなところに「絶対」いるはずがない。

でも「ふと」気になったから、その人に何年かぶりに電話をしてみました。

「もしもし」

「おおっ、ひさしぶり！」

「もしかして……京都におらん？」

「ええ！　おるよ」

「やっぱり、室町通り歩いてなかった？」

「歩いてるー！」

ということで、元同僚と、再会。彼は「たまたま」用事で京都に来ていたとのこと。事務所に寄ってもらって、思い出話をひとしきり。

僕は、**「ふと思った」は、神様からのメッセージ**だと思っています。

神様は、体がないので、「ふと思う」という形（電気か何か？）で送ってくるしかない。

だから、

「ふと思ったこと」

「なんだか、気になること」

「思いつき」

を大事にすると、神様が喜ぶはず。そして自分にもベストなことだと思っています。


ふと、気になったら、いつもと違う道を行く。

ふと、気になったら、連絡してみる。

ふと、気になったら、行動する。


それが、直感を磨く方法だと思います。

ニブチンの僕でもできるんですから、大丈夫。

思いついたことを言葉にする、思いついた行動をすることは勇気がいることだけど、これが最高の〝**パターン崩し**〟なんです。
ぜひ、やってみてね。

神様からのメッセージを、感じてみよう。

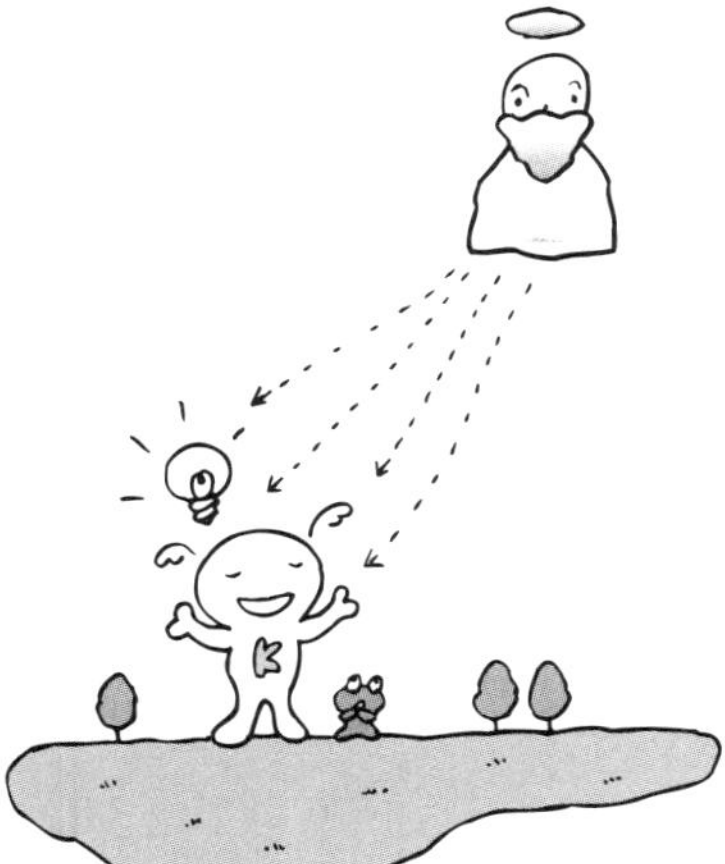

あとがきにかえて

自分の心が弱ったとき、
心のゴムボールの空気が減ったとき、
まずはちょっと休もう。

よくなろう、強くなろう、すごくなろうとするのは、
空気が減ったタイヤで無理に走るようなもの。
前に進むのに、すごく力がいる。無理しすぎると破れちゃう。

だから、たまにはへこむことがあってもいい。

でも、ずっとへこんでると、タイヤが劣化してくるんだ。
硬くなって、ひび割れて、ボロボロになる。

今度はそうなる前に、内側から空気をいっぱい詰めるんだ。

どうやって詰めるのかって？　簡単さ。
まずは、自分の体を、さすってやるんだ。
自分の体を、なでてあげるんだ。
優しく、優しく。

よくがんばったねって。
よく我慢したねって。

次に、大きく深呼吸するんだ。

そしたら、自分の好きなものを見るんだ。
絵でも、映画でも、写真でも、風景でも、本でも、絵本でも、
素敵なものを見るんだ。

そして、柔らかいものに触れるんだ。
ペットでも、毛布でも、温かいお湯でも。

できれば、誰かに優しく触れてもらうんだ。
エステでも、マッサージでも。

それから、いい香り、いい味を楽しむんだ。
お香をたいて、アロマをかいで、おいしいものを食べるんだ。

それをしながら、大好きな音楽を聴くんだ。

心躍る音楽でもいい、心落ち着く音楽でもいい。
そして、体を動かすんだ。散歩でも、スポーツでも。

そして、こう言うんだ。
ああ、ありがたいなぁ。
ああ、幸せだなぁ。

こうやって、少しずつ自分の心に空気を入れていくんだ。
無理に立ち上がる必要はない。無理に背筋を伸ばす必要はない。
内側から、自分の心を元気にしてあげればいいんだ。
内側から、自分に優しくしてあげればいいんだ。

心が満たされたら、
勝手にボールもタイヤも転がり始める。

へこんでしまったときは、
自分に優しくなかった証拠。

ちゃんと
自分に優しくしようね。
ちゃんと
自分を喜ばせようね。

ここまで読んでくださって、ありがとうございました。

心屋　仁之助

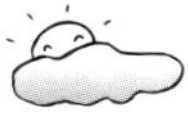

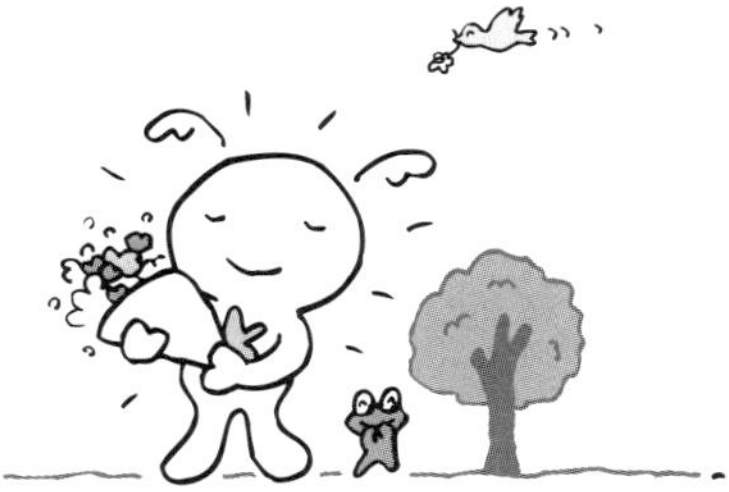

本書は、本文庫のために書き下ろされたものです。

「心《こころ》が凹《へこ》んだとき」に読《よ》む本《ほん》

著者　心屋仁之助（こころや・じんのすけ）
発行者　押鐘太陽
発行所　株式会社三笠書房
〒102-0072 東京都千代田区飯田橋3-3-1
電話　03-5226-5734（営業部）03-5226-5731（編集部）
http://www.mikasashobo.co.jp
印刷　誠宏印刷
製本　宮田製本

 ISBN978-4-8379-6621-0 C0130